思い出し脳活テスト

ど忘れ現象を防ぐ会

はじめに――思い出そうとすることで「もの忘れ、認知症予防」に！

「あの歌手、何という名前だっけ？」

「うーん、顔はよくわかっているのに、名前が出てこん！」

こんな会話をご夫婦や親しい仲間うちで、よくしていませんか？

芸能人や政治家の名前が出てこないのは、ある意味そんなに深刻ではなく笑い話ですみますが、これが「家の電話番号」や「携帯番号」「住所」「自分や家族の生年月日」「銀行口座の暗証番号」などがスッと思い出せないとなると、決して穏やかではありません。

さらによくある現象として、「財布・メガネ・鍵……」をどこに置いたのか、ど忘れし、ドタバタしてしまう、そんなことにならないためにも、常日頃から頭を働かせることを積極的にしていくことが大切なのです。脳は「記憶」し「理解」します。その逆も「真」です。

「なかなか思い出せないことを懸命に思い出そうとすること」は、脳が活性化され、脳の老化や認知症予防に大いに役立ちます。

本書は、「最近ど忘れが多いようだ、年だから仕方ないかなー」という人にぜひ挑戦してもらいたい「脳のさび落とし」のトレーニング本です。

中高年世代に馴染みのある質問から、ちょっとハードな問題をそろえましたので、ぜひ楽しみながら挑戦してみてください。

それぞれの問題の解答は「白紙」に書いて、あとから本の巻末にある「解答」と照らし合わせてください。そして自分で採点してみましょう。

あくまでも自己採点の目安として、「青・黄・赤」信号という三段階の一定の基準数値を示しましたので、ご参考までに。

ど忘れ現象を防ぐ会

「思い出し脳活テスト」もくじ

自己採点は、各章の問題数に対して、
・80％の正解が「青信号、よくできました」
・60％の正解が「黄信号、安心せずに脳活を」
・40％の正解が「赤信号です。頑張りましょう」
としてあります。

カバーデザイン
松田行正＋梶原結実

本文DTP
NOAH

校正
鷗来堂

企画・編集・制作協力
オフィス朋友
高橋扶美

第1章

映画、テレビ、歌謡曲、漫才、バラエティーまで

「芸能」編

全118問

— 自己採点しましょう —

- 94問正解…青信号、よくできました。
- 70問正解…黄信号、安心せずに脳活を。
- 47問正解…赤信号です。頑張りましょう

001

昭和の初期に花菱アチャコとコンビを組み、一世を風靡《ふうび》した漫才師の相方の名前は「横山□□タツ」です。

002

当時、野球といえば「大学野球」が大人気。このコンビが大学野球からネタを取った漫才のタイトルは「□□戦」でした。

003

このコンビでアチャコが使って大受けした言葉は「□□□□□でござりまするがな」でした。

004

昭和を代表する超人気バラエティー番組『シャボン玉□□□□』で人気者になったグループは「クレージーキャッツ」。

005

このグループのリーダーは「□□肇」でした。後に「アッと驚く為五郎」というギャグもヒットさせます。

006

この番組で歌っていた双子の歌手は？「ザ・□□□□□」。『可愛い花』でレコードデビューして一躍売れっ子に。

007

この双子の歌手の出身県はどこ？　二人が生まれたのは、焼き物で有名な常滑《とこなめ》市がある「□□県」です。

008

双子の一方は、後に大人気のグループサウンズ「ザ・タイガース」の沢田研二と結婚します。姉か妹のどちら？「□」です。

009

この沢田が所属していたグループ、「ザ・タイガース」の昭和42年のデビュー曲は『僕の□□□』でした。

010

沢田は昭和52年、ソロでレコード大賞を受賞。帽子を投げ飛ばす派手な振付の曲は『□□□しやがれ』です。

011

ザ・タイガースと人気を二分したのが「ザ・テンプターズ」。
そのリードヴォーカルは「□□健一」でした。

012

「Q6」の洋楽を歌った双子の後に、和服と三味線をトレード
マークにした双子の姉妹「□□□□姉妹」が登場しました。

013

昭和30年代の中頃、三人の女性歌手が元祖三人娘として活躍。
美空ひばりと江利チエミ、あと一人は「□□いづみ」です。

014

美空ひばりは、12歳で映画主演を果たしています。
その主題歌も大ヒット。その映画は『悲しき□□』です。

015

同じく彼女が歌った『□』は、東京五輪にも影響を受けて、
180万枚の大ヒット曲に。

Q16

彼女は一時、病気で入院。退院した昭和62年、新曲『みだれ□』で、見事に芸能活動を復活させたのでした。

Q17

また、翌年には、体の不調に耐えながら東京ドーム公演「□□鳥コンサート」を成功させました。

Q18

秋元康作詞の『□□□□のように』が平成元年に発売されましたが、これが彼女の遺作になってしまいました。

Q19

美空ひばりと結婚した男性は誰でしょうか？
映画俳優でもあり歌手でもある「□□旭」です。

Q20

一方、江利チエミは、高倉健と結婚。高倉といえば『網走番外地』『昭和残侠伝』など東映の「□□映画」の看板スター。

o21

この高倉ですが、やくざ映画以外でも『八甲田山』『幸せの□□ハンカチ』『鉄道員《ぽっぽや》』などヒット作が多数。

o22

松田優作の遺作となったアメリカ映画『ブラック・□□□』では高倉はマイケル・ダグラスとも共演。

o23

平成24年、刑務所の指導教官役を演じた『あなたへ』が最後の作品に。監督は『駅』『鉄道員』の「降旗□□」でした。

o24

昭和37年頃「当たり前田のクラッカー」のCMでおなじみだった番組とは『□□□□□三度笠』。主演は藤田まこと。

o25

この番組で藤田まこととコンビを組んでいたのは「□□みのる」でした。

Q26

また、この人気番組で「非っ常にキビシィーッ！」というギャグで有名になった男性コメディアンは「□□一郎」です。

Q27

この番組は、有名演出家だった澤田隆治が制作。彼はサラリーマンコメディとして人気の『□□□ラカ社員』も制作。

Q28

藤田は昭和48年から始まった時代劇『□□シリーズ』に中村主水《もんど》役で主演。さえない男がお金で悪を退治する話です。

Q29

この人気シリーズの後に、現代刑事もの『□□れ刑事純情派』シリーズがスタート。18年間のロング放送に。

Q30

一方、平成10年から放送された『剣客□□』は、彼の代表作の一つに。池波正太郎原作で主人公・秋山小兵衛を演じます。

031

昭和27年から始まった連続ラジオ番組が超人気で銭湯が空になったのですが、その番組名は『□の名は』です。

032

その後、映画化されます。女性ヒロインは岸惠子、主役の男性は「□□啓二」でした。中井貴一の実父です。

033

昭和31年スタートのNHKの人気人形劇は『チロリン村と□□□の木』。当時の子どもたちは夢中でした。

034

この人形劇に声で出演して人気を博し、後に「女性司会者」として有名になった玉ねぎ髪型の人は「□□徹子」です。

035

この女性の少女期を綴《つづ》った自伝が、大ヒット。そのタイトルは『窓際の□□□□□ん』。

Q036

この女性と当時TBSの人気司会者だった久米宏が司会進行を担当した大ヒット歌謡番組は『ザ・□□□テン』。

Q037

同じく久米宏の司会でTBSで放送され、男女チームに分かれて競ったクイズ番組は『□□□□カン・カン』です。

Q038

昭和33年放送の番組をまねて子どもが風呂敷を首に巻いて遊びました。番組名は『□□仮面』、主演は大瀬康一です。

Q039

この番組の原作者は、森進一と深い関係にあった作詞家「□□康範」です。『花と蝶』『おふくろさん』などが代表作。

Q040

37年、この大瀬が主役の時代劇は『隠密剣士』。この作品の脚本家は後年『仮面の忍者□□』『仮面ライダー』も執筆。

041

『仮面ライダー』の初代主役は「藤岡弘、」です。
このライダーの敵役は「□□□カー」でした。

042

33年にはNHKで放送された『バス通り裏』や社会派ドラマの先駆けといってもいい『□□記者』が大人気に。

043

34年から放送された人気コメディー『番頭はんと丁稚どん』。
番組では二人が人気者に。芦屋雁之助と「□□崑」です。

044

この雁之助ですが、後に画家の山下清を演じます。
この大ヒット番組のタイトルは『□□大将』でした。

045

また、彼は昭和59年に150万枚の大ヒット曲で第35回NHK紅白歌合戦に出場しています。曲のタイトルは『□よ』です。

Q46

刑事ドラマの先駆けとなった『七人の刑事』は、警視庁を舞台にしたドラマでしたが、リーダー役は部長刑事の「□□伸介」。

Q47

35年頃から歌謡史に残る人気男性歌手の「御三家」が大活躍。その御三家とは、橋幸夫、舟木一夫、そして「西郷□□」です。

Q48

橋幸夫のデビュー曲は『潮来笠《いたこがさ》』。では、舟木一夫のデビュー曲は『□□三年生』でした。

Q49

当時日活の人気女優だった吉永小百合と橋幸夫は、デュエットしてレコード大賞を受賞。曲名は『□□□□夢を』です。

Q50

橋はもう一度レコード大賞を受賞します。当時、二度もレコード大賞を受賞することは稀有《けう》なことで、曲名は『□氷』。

o51

吉永小百合は数多くの曲を歌っていますが、代表作といえるのが『寒い朝』。作曲は「吉田□」でした。

o52

芸能生活が長きにわたる彼女ですが、彼女の最初からのファンは「□□□スト」と呼ばれており、今も健在です。

o53

吉永はベストセラー小説『愛と死を□□□□』の映画化で、難病の主人公を熱演。共演は浜田光夫でした。

o54

早坂暁原作のＮＨＫドラマで全二十回放送された『□□□日記』。置屋の女将で、余命三年の胎内被ばく者役でした。

o55

「御三家」の後に「新御三家」が、45年頃から大活躍します。その三人とは郷ひろみ、野口五郎と、「□□秀樹」です。

Q056

NHKで36年から放送の化粧品会社を舞台にしたドラマ。水谷良重、坂本九、渥美清らが出演した番組は『若い□□』。

Q057

この番組の主題歌を作詞したのは永六輔。彼が作詞して梓みちよが歌い、大ヒットしたのは『□□□□□赤ちゃん』。

Q058

永六輔の著書でテレビドラマにもなった『大□□』は、無名の人々の生と死に関する名言を集めたものでした。

Q059

昭和40年当時、人気者だった植木等が洋傘のテレビCMに起用され、話題となったセリフは「ナンデアル□□□□□」。

Q060

植木が、ひたすら無責任でありながら口先だけで出世していく姿を描いた映画は『□□□□無責任時代』です。

061

前問の映画で植木が歌い大ヒットした曲は『スー□□節』。曲の作詞は、後に東京都知事になった青島幸男です。

062

青島は34年フジテレビの『おとなの漫画』の台本や自ら主演した『□□□□ばあさん』の脚本も。

063

43年、参議院全国区に初当選。以後、4回連続当選。この間、「□□房枝」の後継として第二院クラブ代表に。

064

56年には直木賞を受賞。小説のタイトルは『□□万事塞翁《さいおう》が丙午《ひのえうま》』でした。

065

昭和40年から放送のTBSテレビで『ザ・ガードマン』。主演は「□□□健」。『赤いシリーズ』では山口百恵と共演。

066

彼は、同じくTBSテレビの大人気ドラマ『□□□□は鬼ばかり』にも、二代目父親役として登場しています。

067

後にNHK朝ドラ『雲のじゅうたん』に出演した「□□静夫」も。『ザ・ガードマン』には川津祐介、神山繁などが出演。

068

昭和40年頃、夜の大人のテレビワイド『11pM』が大人気に。大橋巨泉と交互に司会をしたのは「藤本□□」です。

069

巨泉が番組の女性アシスタントだった朝丘雪路に対して付けたあだ名は「□□□ちゃん」。

070

その朝丘雪路は津川雅彦と結婚します。津川は事業の失敗で大きな負債。津川の映画監督名は「□□□雅彦」です。

071

津川の銀幕デビューは、31年の日活・石原慎太郎原作の『狂った□□』です。石原裕次郎の弟役でした。

072

この津川の実兄は長門裕之で、義理の姉は「□□洋子」になります。

073

兄の原作の『太陽の□□』でデビューした石原裕次郎。脇役でしたが鮮烈な心象を。主演は長門裕之でした。

074

38年、石原プロモーションを設立。第一回作品は『太平洋□□□□』でした。監督は市川崑。主演は当然、裕次郎。

075

40年代に入るとテレビに舞台を移し、刑事ドラマの『太陽にほえろ!』『西部□□』などで多くの支持を得ることに。

076

歌謡曲では『嵐を呼ぶ男』『□□ハンカチ』『夜霧よ今夜もありがとう』とヒット曲も多く、今でも愛唱されています。

077

同じ独立プロの三船敏郎と共同で「世紀の難工事」といわれた富山県のダム建設の苦闘を描いた映画『□□の太陽』を制作。

078

幼少期を北海道の小樽で過ごした関係で、平成3年に『裕次郎□□□』を開館。しかし老朽化により惜しまれながらも閉館。

079

この裕次郎の葬儀で、友人代表として弔辞を述べたのが、勝新太郎。妻の「□□玉緒」によれば二人は「兄弟」だと。

080

勝は日本映画界の人気スター。『悪名』や『座頭市』『□□やくざ』シリーズなどで人気者に。

081

来日して、当時の社会や若者に「エレキブーム」を巻き起こしたグループは「ザ・□□□□ーズ」。何回も来日しました。

082

グループサウンズが絶頂期の頃、演奏中に興奮のあまり少女たちが失神する事態に。そのグループ名は「□□クス」です。

083

当時、NHKは長髪でノーネクタイのグループサウンズは出演NG。でも唯一「紅白」に出場したのが「ブルー□□□□」。

084

彼らの最大のヒット曲といえば『ブルー・□□□□』です。

085

加山雄三主演の映画・若大将シリーズが大ヒット。『エレキの若大将』という作品の共演は「□由里子」、田中邦衛など。

Q086

この映画で劇中歌として加山が歌った『君と□□□□□』は空前の大ヒットに。

Q087

加山の父親は、永遠の二枚目スターといわれた「□原謙」でした。映画にもマドンナの父親役として出演しています。

Q088

自分で曲を作りヒット曲を次々に生み出しました。作詞は岩谷時子で、加山のペンネームは「弾□□」です。

Q089

加山は今でも『旅人よ』『お嫁においで』『□□は赤く』『蒼い星くず』など、カラオケで人気曲は数多くあります。

Q090

この加山を若大将映画の前に起用したのが黒澤明。最初が『椿□□郎』で次が『赤ひげ』でした。

091

黒澤明は、『七人の侍』『□□棒』などで世界的に。ルーカス、コッポラ、スピルバーグなどの米映画監督に多大な影響を。

092

監督した映画は三十本以上。その7割以上がモノクロ作品。黒澤の初のカラー作品は『□□□□でん』でした。

093

若大将シリーズで共演が多い田中邦衛ですが、彼の代表作は富良野を舞台にしたテレビドラマ『北の□□□』です。

094

このドラマは、倉本聰の脚本。彼の脚本家としてのヒット作には『前略□□□□様』があります。

095

昭和44年からスタートした映画『男はつらいよ』。渥美清演じる「寅次郎」は、人呼んで「□□□□の寅」。監督は山田洋次。

096

『男はつらいよ』は、最初テレビで放送。最終回、寅さんが旅先で「□□」に咬まれて死ぬことで視聴者から抗議が。

097

この映画、全作で妹・さくらを倍賞千恵子が演じていますが、その夫・博役の「□□吟」も全作登場しています。

098

毎回違う有名女優が「□□□□役」で登場します。今まで四回と最多出演は浅丘ルリ子です。

099

また、一作目から変わらず「柴又□□□」の住職役として登場しているのは、笠智衆です。

100

倍賞千恵子は山田監督作品の常連。『故郷』『同胞《はらから》』『□□なる山の呼び声』など数多くの映画に出演。

101

昭和47年、日本テレビの画期的な番組『スター□□』が開始。出演者から森昌子、桜田淳子、山口百恵などを輩出。

102

この番組の審査員には個性的な人が多く、なかでも『舟唄』『北の宿から』などの作詞家「□□悠」は印象的でした。

103

山口百恵は後に三浦友和と結婚。二人は昭和48年の映画『□□の踊り子』で共演しました。

104

昭和47年からNHKで放送され人気を博した『刑事コロンボ』。主演の俳優は「□□□□・フォーク」。

105

昭和50年、銀行員でシンガーソングライターだった彼が『シクラメンのかほり』でレコード大賞を受賞。この歌手は「□□佳」。

106

最高視聴率62・9%を獲得したNHK朝ドラは『おしん』。その子ども時代を演じたのは「□□綾子」でした。

107

昭和53年の4月、「キャンディーズ」が解散コンサート。その三人の名前は、伊藤蘭、田中好子と「□□美樹」です。

108

解散コンサートは「後楽園球場」。その時彼女たちが、言った言葉は「本当に私たちは□□でした」。

109

田中ことスーちゃんが、映画に主演して日本アカデミー賞の最優秀主演女優賞を獲得した作品名は『□□雨』。

110

また、その作品の監督は、誰だったでしょうか。「□□昌平」。カンヌ国際映画祭で二度の最高賞を獲得しています。

111

ランちゃんこと伊藤蘭が、テレビ番組での共演がきっかけで、ある男優と結婚。その男性は『相棒』の「□□豊」です。

112

このキャンディーズ以上に大活躍したのが。ピンク・レディーでした。彼女らの最大のヒット曲は『□□□』です。

113

昭和63年、坂本龍一が日本人として初めてアカデミー賞作曲賞を受賞。満州国を舞台にした映画とは『□□□エンペラー』。

114

坂本が初出演した映画は『□□□メリークリスマス』。監督は大島渚。デヴィッド・ボウイ、ビートたけしも出演。

115

安達祐実主演のテレビドラマ『家なき子』で主人公が発するセリフ「□□□□なら金をくれ」は当時流行語にもなりました。

116

平成8年、安室奈美恵のファッションが若い女性に大人気に。彼女の真似をした人のことを「□□□ー」といいました。

117

翌年、テレビのオーディション番組からモーニング娘。が登場。名付け親は、「□□□Q」のつんく♂です。

118

平成16年、日本で韓流ドラマの先駆けとなったのは『冬のソナタ』。男性はペ・ヨンジュン、女性は「□□・□□」です。

第2章

オリンピック、野球、相撲、プロレス、ボクシングまで

「スポーツ」編

全100問

── 自己採点しましょう ──

- 80問正解…青信号、よくできました。
- 60問正解…黄信号、安心せずに脳活を。
- 40問正解…赤信号です。頑張りましょう

119

昭和3年、アムステルダム・オリンピックで織田幹雄が日本人として初めて金メダルを取った種目は「□□跳び」です。

120

昭和11年、前畑秀子が200メートル平泳ぎで1秒差で金メダルを獲得したのはドイツの「□□□□」オリンピック。

121

この時のラジオ放送で、アナウンサーが連呼した言葉が後に語り草に。そのアナウンスとは「前畑□□□□」です。

122

昭和14年、不世出の名横綱・双葉山が、前頭の安藝ノ海に敗れて連勝記録が「□9」でストップしました。

123

この大横綱が昭和20年、33歳で引退します。年寄となって襲名した名前は、「□□風」です。

124

双葉山に次ぐ昭和の大横綱といえば大鵬幸喜《たいほうこうき》。幕内優勝32回は「□□」に破られるまで最多記録でした。

125

現役時代の実績により「□□年寄」を認められ、四股名《しこな》のまま大鵬部屋を興《おこ》しました。

126

大鵬と同じように、現役引退後も四股名のまま活動したのが、「北□□」。現役時代は「憎らしいほど強い」といわれました。

127

この横綱と互角に戦い黄金の左といわれた左下手投げで一時代を築いたのは、学生相撲出身の横綱「□□」でした。

128

幕内優勝31回、53連勝など数々の記録を打ち立てたのが、「□□の富士貢《みつぐ》」です。

129

彼はスピード感あふれる取り口とその鋭い眼光から「□□□」と呼ばれましたが、平成28年、がんのため逝去しました。

130

昭和23年、自由形で世界記録を連発した古橋広之進。彼はその凄さから海外から「□□ヤマのトビウオ」と称賛されました。

131

静岡県生まれの彼は、小学校時代は浜名湖を区切ったプールで「□に負けるものか」と泳いだと語っています。

132

昭和29年、大リーガーのジョー・ディマジオが来日。この時、同伴したアメリカの人気女優は「□□□□・モンロー」です。

133

この頃、テレビ放送が開始。街頭テレビの登場で日本中が力道山のプロレスに夢中に。得意技は「□□チョップ」。

134
元々彼は、二所ノ関部屋の力士で殊勲賞を受賞。優勝争いにも絡みました。大相撲での最高位は三役の「□□」でした。

135
戦後日本のプロレス界に大きく貢献し、その基礎を築いたことから、力道山は「プロレス界の□」と呼ばれています。

136
タッグを組んでいた木村政彦と袂を分かち試合で対決。「武蔵対小次郎」の決闘にちなんで「昭和の□□島」といわれました。

137
力道山が刺殺された後、日本プロレス界を支えたのが、ジャイアント馬場。得意技はご存知「□□文キック」でした。

138
レスラーになる前は、「プロ□□選手」。スカウトされて高校を中退してこの世界に入りましたが、怪我で退団。

139

馬場は「□□□プロレス」を立ち上げ、多くの外人レスラーとの様々な記憶に残る試合を展開しました。

140

昭和47年に「新日本プロレス」を立ち上げたのが、アントニオ猪木。キャッチフレーズは、有名な「燃える□□」です。

141

彼の必殺技は数多くあり、卍固《まんじ》め、延髄《えんずい》斬り、「□□□ツイスト」などが有名でした。

142

猪木は総合格闘家を目指し、当時のプロボクシング世界ヘビー級チャンピオン「モハメド・□□」との戦いは世界中で話題に。

143

彼は政治にも興味を示し、「スポーツを通じての国際平和」を旗印に「スポーツ□□党」を結成。参議院議員を経験します。

144

昭和31年、日本のプロ野球史上初の「□□本安打」を達成した巨人軍の選手は川上哲治。その後、監督に。

145

彼が使用した「□バット」はトレードマークに。同時期、大下弘が使用した青バットと共に有名。

146

現役時代の愛称は「□□の神様」で「テキサスの哲」とも。「球が止まって見える」という発言もありました。

147

現役時代、彼が付けていた背番号は16。この番号は「□□欠番」になっています。

148

巨人軍の監督としては、日本シリーズで「V□」を達成するなど前人未到の黄金時代を築きました。

149

当時のメンバーとしては、長嶋、王、柴田などの生え抜きに加え、「□□」スワローズから金田投手を獲得して盤石に。

150

33年、巨人は3連勝後、西鉄に4連敗。連投した西鉄の投手は「稲尾和久」。当時「神様、□様、稲尾様」と呼ばれました。

151

同年に稲尾が達成したシーズン20連勝記録は、平成25年に楽天の「田中□□」が達成するまでプロ野球記録でした。

152

この稲尾は戦前にロシア系投手として活躍した「□□□ヒン」投手と並ぶ、シーズン最多勝42勝を記録しました。

153

昭和33年、立教大学から巨人軍に入り、1年目から活躍して本塁打王と打点王を獲得し、「□□王」になったのが長嶋茂雄。

154

長嶋は、デビュー戦でスワローズの金田正一投手に「4打席□□□」を喫しています。

155

巨人軍では不動の4番バッター。愛称は「ミスター」、「□える男」でした。

156

プロ野球史上初の天覧試合では、劇的なサヨナラ本塁打を阪神の「□□実」から打って大きな話題となりました。

157

長嶋の引退試合のセレモニーでのスピーチ、「我が巨人軍は永久に□□です」は多くの人の記憶に残っています。

158

平成8年、広島との最大11・5ゲーム差を大逆転しリーグ優勝。この時、監督の長嶋が使った言葉が「メーク□□□」。

159

この長嶋と共に巨人軍で活躍したのが、王貞治。彼は甲子園に出場していますが、その高校は「□□□実業」です。

160

一本足打法が有名。この打法で打ったホームランは「□□8本」で、世界記録に。

161

この記録により昭和52年に当時の内閣総理大臣「□□赳夫」より第1回国民栄誉賞を受賞します。

162

王と長嶋とのコンビは「□□砲」と呼ばれ、他球団から大いに恐れられました。

163

王は昭和39年に年間本塁打数「□□本」を達成。これは日本記録で、その後、約50年間、この記録は破られませんでした。

164

王は平成18年に開催された「第1回ワールド・ベースボール・□□□□」でも監督を務め、初代王者になっています。

165

王と同様にピッチャーとしての記録で前人未到の記録をもつ金田正一。通算勝利数は「□□0勝」で第一位。

166

金田は18歳の時に史上最年少のノーヒットノーラン。24歳時に一人もランナーを出さない「□□試合」を達成。

167

金田は現役引退後は「□□□」オリオンズの監督に。昭和49年には日本シリーズで中日ドラゴンズを破って日本一に。

168

金田とともに江夏豊も左投手として記録が。「□□」にドラフト1位で入団。彼は1シーズン401の奪三振で歴代一位。

169

江夏の年間401の奪三振記録は弱冠20歳の時に達成。この記録は、日本球界のみならず「□□記録」ともいえます。

170

他にも最優秀救援投手5回受賞や昭和46年のオールスター戦で連続「□□□奪三振」の離れ業を達成。

171

近鉄との日本シリーズ第7戦、9回裏無死満塁の場面で江夏が投げた「□□球」が、テレビや雑誌などのマスコミで大注目。

172

江夏は阪神を振り出しに南海、広島、日ハム、西武と渡り歩き「□□請負人」と呼ばれました。

173

阪神からトレードされた江夏を、南海の選手兼監督時代に「□□□□投手」として抜擢したのが野村克也。

174

野村は戦後初めて、捕手として世界初の「□□王」になりました。

175

彼の有名なコメントは「王や長嶋がひまわりなら、おれはひっそりと日本海に咲く□□□」というものでした。

176

4回のリーグ優勝中、3回の日本一でヤクルトの黄金時代確立。データを駆使する「□□野球」が彼の代名詞。

177

また、この時代に他球団で活躍できない選手を次々と復活させたことで「野村□□工場」とも呼ばれました。

178

野村と共に当時のパ・リーグを支えた張本勲。最終安打数は3085本で史上1位。「安打□□□」の異名があります。

179

星野仙一は、中日監督時代に抑えの牛島を含めた4人とロッテの三冠王・「□□博満」選手の4対1のトレードに成功。

180

この星野と東京六大学で戦ったのが、法政大学の山本浩二。広島にドラフト1位で入団。「ミスター□ヘル」として活躍。

181

昭和44年、当時の阪急ブレーブスにドラフト1位入団。史上最高の下手投げ投手と称されるのは「山田□□」です。

182

平成元年、プロ野球ドラフト会議で史上最多の8球団から指名を受けたのは野茂英雄投手。結果、「□□」に入団。

183

彼の独特な投球フォームは「□□□ード投法」と呼ばれフォークと直球で三振を量産。

184

野茂は日本人として二人目のメジャーリーガーに。その奪三振の多さからニックネームは「□□□□K」。

185

平成3年、オリックスからドラフト4位で指名されメジャーでも活躍したイチロー。出身高校は「□□□名電」。

186

翌年、甲子園で注目された星稜高校の松井秀喜は4球団競合の末、巨人に入団。愛称は「□□□松井」でした。

187

やはり甲子園で活躍した松坂大輔。彼の名前は早実高校のエースでヤクルトにいた「□□大輔」から取られたもの。

188

日本のお家芸・男子体操ですが、オリンピックで初めて金メダルを獲得したのは「□□□オリンピック」です。

189

昭和39年の東京オリンピックで金メダルを獲得した女子バレーボールチーム。「東洋の□□」として世界に名をとどろかせます。

190

長年このチームを率いて、東京オリンピックで優勝まで導いた監督は「□□博文」です。

191

この監督が編み出した「□□レシーブ」は、小柄な女子チームにとっては、大柄な外国人と戦える最強の武器でした。

192

この五輪のマラソンで銅メダルを獲得したのが「□□幸吉」。4年後のメキシコ五輪を前に自殺。遺書に日本中が涙しました。

193

そのメキシコ五輪の男子マラソンで銀メダルを獲得したのは「□□健二」です。

194

昭和37年、作新学院は夏の甲子園大会で優勝して、史上初の春夏連覇を成し遂げました。高校は「□□県」にあります。

195

この高校が48年の春・夏に連続して甲子園に出場します。その時のエースは当時「□□」といわれた江川卓です。

196

昭和41年頃から活躍したキックボクサーで彼の半生を描いたアニメから『キックの鬼』と評された人物は「□□忠」。

197

彼の必殺技は「□□飛び膝蹴り」で、全232勝のうち98%の228勝がKO勝ちという凄いものでした。

198

メキシコ五輪サッカーで7得点を挙げて「得点王」に。銅メダルに貢献した最高のストライカーは「□□邦茂」です。

199

その後、彼は日本リーグの「□□□□ディーゼル」（現セレッソ大阪）で活躍して、リーグ優勝にも貢献しました。

200

彼の引退試合には、「サッカーの王様」でブラジル代表の「顔」としても有名な「□□」もゲストプレーヤーで参加。

201

昭和47年、冬の札幌オリンピックのスキージャンプ70メートル級で金メダルを獲得したのは「□□幸生」です。

202

この時、銀、銅メダルも日本人が独占。表彰台には三本の国旗が。この三人を当時「□□□飛行隊」と呼びました。

203

昭和49年デビュー、沖縄石垣島出身のボクサーで、元WBA世界ライトフライ級チャンピオンといえば「具志堅□□」。

204

彼のニックネームは「□□□□ワシ」。これは、王者になった時にこの動物になりたいと語ったことからきています。

205

昭和52年、全米女子プロゴルフ選手権で優勝。日本人として初のメジャーを制覇したのは「□□久子」です。

206

この女性と共に日本女子ゴルフ界の礎《いしずえ》を築いたのが「□□綾子」。アメリカ人以外で初の全米ツアーの賞金女王にも。

207

53年、世界マッチプレー選手権で男子ゴルフ界初の海外制覇をしたのは「青木□」です。ライバルはジャンボ尾崎。

208

59年、ロサンゼルスオリンピックが開かれ、柔道の「山下□□」が、無差別級で金メダルを獲得しました。

209

彼はこのオリンピック後、その活躍が評価され「国民□□賞」を受賞し、それ以降も五輪に関わってきました。

210

同じくこのオリンピックの男子体操個人総合で金メダルを獲得したのは、「具志堅□□」でした。

211

大学駅伝でも活躍し、このロス五輪の男子マラソンで金メダルを期待されていた選手は「瀬古□□」でした。

212

平成元年、フィギュアスケートの国際大会で女性として初めてトリプルアクセルを成功させたのは「□□みどり」です。

213

この年に16歳で日本代表になったスキージャンプ選手の葛西紀明。冬の五輪には計8回出場。「□□□□□」の称号が。

214

バルセロナ五輪の男子柔道71キロ級で金メダルを獲得した「□□稔彦」。平成の三四郎といわれ、一本背負いが武器でした。

215

平成3年に初入幕した舞の海。頭にシリコンを注入して合格して話題に。その取り口から「平成の□□□」といわれました

216

平成12年のシドニー五輪女子マラソンで金メダル。女子スポーツ界で初の国民栄誉賞を受賞したのは「高橋□□」です。

217

高橋より前にバルセロナ五輪で銀、アトランタ五輪で銅メダルを獲得した女性マラソンランナーは「□□裕子」です。

218

アテネ五輪の百と二百の平泳ぎで金。試合後「チョー気持ちいい」は流行語大賞に。4年後も活躍の選手は「北島□□」。

第3章

「暮らし・出来事」編

出来事、事件、生活ニュースまで

全104問

— 自己採点しましょう —

・80問正解…青信号、よくできました。
・60問正解…黄信号、安心せずに脳活を。
・40問正解…赤信号です。頑張りましょう

219

昭和4年、サントリー（当時は寿屋）が、日本で最初の純国産「□□□□」を発売。多くの左党の注目を集めました。

220

森永製菓が生産発売した「□□□□□ガム」が大流行。昭和6年のことでした。今でも形を変えて現存、発売中です。

221

今も人気の揚げ物の定番「肉入り□□□□」は、昭和の初期から精肉店で作られ、店頭で販売されました。

222

当時、パンにソーセージをはさんだ「□□□・ドッグ」が大人気に。最初は銀座の屋台で売られていました。

223

昭和21年、全国の児童にGHQの政策によって小麦粉で作られた「□□□パン」が配給されました。

224

その頃、現在のソニー（当時は東京通信工業）が、日本で初めての「□□□レコーダー」を開発、販売しました。

225

昭和26年、「□□ちゃん」のマーク入りの人気のお菓子・ミルキーが不二家から発売されました。

226

不二家は他にネクター、ソフトエクレア、傘の形をした「□□□□チョコレート」などのロングセラー商品も多数あります。

227

昭和28年は、テレビ放送がスタートしました。プロレスを中継した「□□テレビ」の前は、黒山の人だかりでした。

228

今でも名画とされる『ローマの休日』。公開は昭和29年で、主演は「□□□□□・ヘップバーン」でした。

229

同年、怪獣映画『□□□』が公開。その後もシリーズとして続けて制作され、特撮映画として高い人気を得ました。

230

エリア・カザン監督で昭和30年に公開された映画『エデンの東』で主演した男優は「□□□□□・ディーン」でした。

231

この男優の髪型「□□ゼントヘア」は若い男性を中心に世界中で大流行しました。

232

また映画で好演した女優のジュリー・ハリスの髪型「ポニー□□□」が、その後、若い女性に流行しました。

233

高度経済成長の影響を受けて団体旅行が一大ブームに。行き先は当時も人気が高かった京都や「□□」でした。

234

日清食品が昭和33年に発売した初のインスタントラーメンは「□□□ラーメン」。今でも根強い人気です。

235

このラーメンの開発者は安藤百福《ももふく》。「□□初」のカップ麺を開発したのもこの人です。

236

同年、東京の電波塔・シンボルとして作られ、その後の観光名所となった東京タワー。その高さは「□□□メートル」。

237

このタワーの観光スポットに水族館や「□□人形館」がありましたが、平成に入ってどちらも惜しまれつつ閉館へ。

238

昭和30年代の中頃、手軽に料理などに使える缶詰として主婦層に人気となったのは、「はごろも□□□□□」。

239

この頃から『□□と生活』や『□□の友』といった婦人向けの代表的な雑誌の大型化が始まりました。

240

当時、日本人の朝食に欠かせなかった国民食ともいえる「□□□」にもインスタントが登場。お湯を注ぐだけでOKでした。

241

なかでも知名度が高かったのが「あ□□」。落語家・柳家小さんの「うまいねぇ、これでインスタントかい?」のセリフも有名。

242

漫画も週刊化され『少年□□□□』や『少年サンデー』が、子どもたちに大人気に。

243

大衆車・スバル360が発売され、大人気に。人々はこの車を「□□□□虫」と呼んでいました。

244

当時のヒット曲『□□□で逢いましょう』は、大阪から進出したそごうデパートの宣伝曲にも。歌手はフランク永井です。

245

大型で猛烈な強さの台風が昭和34年、紀伊半島に上陸。この「□□□台風」で東海地方を中心に日本全国に甚大な被害が。

246

昭和37年、ソ連がキューバにミサイル基地建設へ。米ソが激しく対立して「□戦争」になるかの危機に。

247

30年代後半に女性による女性解放運動「□□□□・リブ」が起こり、流行語にもなりました。

248

この運動の流れを汲んで、40年代に登場したの「□ピ連」。ピルの解禁を求めピンクのヘルメットをかぶって活動しました。

249

この団体の代表者が「□美沙子」。不倫をしている男性の元に集団で押しかけてつるし上げる姿がマスコミをにぎわせました。

250

資生堂が男性用化粧品として昭和38年に発売した液体整髪料は、今でも販売されている「□□5」でした。

251

同じく男性化粧品で昭和40年代に入って人気だった「□□□□」。チャールズ・ブロンソンのCM「うーん□□□□」が大流行。

252

日本酒好きの人が旅行などに行くときにうれしい商品「□□□□大関」が昭和39年に発売されました。

253

この年、「私には夢がある」の演説で有名な米国の「□□□牧師」がノーベル平和賞を受賞。

254
昭和32年、日本で初の「□□レール」が東京の上野動物園に誕生しました。

255
この頃、子どもたちにとっての最高の外食のお楽しみといえば、親に連れて行かれた「□□□□」でのお子様ランチでした。

256
銭湯に「□□□ランドリー」が昭和40年代に入って登場。独身者には、大変に貴重でした。

257
昭和42年、フランスからスタイル抜群のモデル・ツイッギーが来日。「□□□□ート」が大流行します。

258
昭和44年、小川ローザのスカートがめくり上がるガソリンのCMがオンエア。「OH！□□□□」のセリフが大人気に。

259

東大紛争時、「□□講堂」を占拠した学生を排除するために警視庁機動隊が突入、激しい戦いが繰り広げられました。

260

学生運動終焉《しゅうえん》後に若者に広まった三無主義は「無気力」「無□□」「無責任」でした。

261

アメリカのアームストロング船長が人類初の月面歩行を成し遂げました。着陸を果たしたのは「アポロ□□号」。

262

昭和40年頃から劇作家・唐十郎はアングラ劇団で注目されます。作家としても『□□君からの手紙』で芥川賞受賞。

263

この頃発売され、今でも人気のインスタントラーメンは「サッポロ一番」と「明星□□□□□」です。

264

昭和45年、大阪万博に初登場し、その後名古屋に第1号店ができたのは「□□□□□・フライドチキン」。

265

名古屋に登場した1号店では、今でも店頭にある「□□□□・サンダース」の人形が目印でした。

266

この年、国鉄（現ＪＲ）がキャッチコピー「□□□カバー・ジャパン」で初のイメージキャンペーンを展開。

267

このキャンペーンと同時に始まったテレビ番組が『□□へ行きたい』。永六輔が全国を旅する紀行番組で主題歌もヒット。

268

昭和45年頃からの大衆車の代表といえば、トヨタの「カローラ」と日産の「□□□」でした。

269

当時、経団連の会長を務め、増税なき行政改革を推し進めた人物は「□□敏夫」です。

270

昭和46年に発売され、銀座などの歩行者天国で歩きながら食べるのが、おしゃれといわれたものは「□□□ヌードル」。

271

田中角栄と当時の中国の「□恩来首相」が、昭和47年に署名して、これにより日中国交が正常化へ。

272

この角栄は、その並はずれた行動力から「□□□□□□付きブルドーザー」と呼ばれました。

273

また、今太閤とも呼ばれ、高速道路や新幹線を整備。彼の掲げた理論は「日本列島□□□」です。

274

昭和47年、「佐藤□□」総理がニクソン米大統領との交渉、その他の動きにより、沖縄返還が実現。

275

その前年、米大統領による変動相場制移行などの政策が実施。大統領の名前から「ニクソン・□□□□」といいます。

276

米航空機メーカーの売り込みに絡んだ戦後最大の疑獄事件「□□□□ド」事件が発生。田中元首相は後に有罪に。

277

この事件で賄賂を計算する単位とされたのが「□□□ッツ」。百万円を「1□□□ッツ」と数えていました。

278

世間を騒がせたこの事件で、疑惑がありながら起訴されなかった政府高官を「□□高官」と呼びました。

279

主婦がストレス解消のために台所でお酒を飲む「□□□□ドリンカー」が昭和50年代当初から社会問題に。

280

作家・村上龍が昭和51年に『□□なく透明に近いブルー』で、芥川賞を受賞しました。

281

この頃、日本の狭くて劣悪な住環境を、主にヨーロッパの国から「□□□小屋」と指摘され、流行語にも。

282

この当時、多くの喫茶店にあって若者を熱狂させたのが「□□□□□□・ゲーム」でした。

283

政府が主導して昭和54年、ノーネクタイ・ノー上着の「□□□・ルック」が登場。当時はあまり流行《はや》りませんでした。

284

昭和50年代の後半から居酒屋で空前の「□□ブーム」に。お湯や水、お茶などで割って飲むが定番。

285

この頃からそれまで人気だった大型ヘルスセンターに代わって、より低料金で楽しめる銭湯「□□□□銭湯」が登場。

286

「長嶋巨人は日本一になれない」と予言して見事的中させた占い「□□殺」が大ブームに。昭和54年でした。

287

その数年後、独自の占い・六星占術でブームを巻き起こした「□□□子」。「地獄に落ちるわよ」の毒舌でテレビでも人気に。

288

一流レストランによる高級な料理ではなくて、安価で食べられしかもおいしい庶民的な料理は「B□□□□」です。

289
昭和56年頃、家でゴロゴロしていて家事の邪魔になっている夫を「□□ゴミ」と呼ぶように。

290
社会党の委員長選で、昭和57年に我が国初の女性党首として「□□たか子」が選出されました。

291
昭和58年、千葉県浦安市に東京ディズニーランドが開園。その後も拡張されて娯楽・観光施設の代表的な「□□□パーク」に。

292
同年、不倫をテーマとした連続ドラマが大ヒット。略称『金妻』。このドラマのタイトルは『□□□□□たちへ』。

293
その後、シリーズ化され第三作目の主題歌が大ヒット。「もしも願いがかなうなら」で始まるこの曲は『□□落ちて』。

294

昭和60年、日本初の宇宙飛行士として三人を宇宙開発事業団が発表。その名前は土井隆雄、内藤（向井）千秋、「□□衛」でした。

295

平成2年、日本人として初めて当時TBS社員だった「□□豊寛」が宇宙へ。生中継されました。

296

昭和60年に史上最悪の航空事故・日航機墜落事故が起こりました。歌手の「□□九」も犠牲者に。

297

墜落したのは群馬県の「□□□山」。今も毎年遺族が慰霊登山をしています。

298

この事件当時、地元の新聞記者だった横山秀夫が小説にしました。そのタイトルは『□□□□□・ハイ』。

299

この頃から、5つ以上のスクリーンを施設内にもち、同時に複数の映画を上映できる映画館「□□□□」が数多く登場。

300

昭和61年からソ連の「□□□チョフ書記長」が推進した改革運動は、ペレストロイカです。

301

青函トンネルが昭和63年に開通。当時世界最長の海底トンネルでした。それにより長く愛された「青函□□□」が廃止に。

302

昭和天皇の崩御により、昭和64年は「□日間」で終わり、平成になりました。

303

平成元年4月、「□□登首相」のもとで初の消費税・3%が施行されました。

304

一般道路で誰でも24時間使用できる休憩施設として「□□駅」が、平成3年岐阜県などに設置されました。

305

平成4年、ドラマ『ずっとあなたが好きだった』が大ヒット。佐野史郎が演じたマザコン男「□□さん」は社会現象に。

306

平成6年、日本で最初の24時間運用の空港「□□□空港」が開港しました。

307

平成7年、阪神淡路大震災が発生。広範囲で電気、ガス、水道が寸断。これらを総称する「□□□ライン」という言葉が登場。

308

この阪神淡路大震災はM7・2の大地震でした。この原因は、「□□層」だったといわれています。

309

同じ年の3月には「□□□□教」による地下鉄サリン事件が発生。史上最悪のテロ事件として大きな衝撃を与えました。

310

平成8年、木村拓哉と「□□□子」主演で大ヒットしたドラマ『ロング・バケーション』。ロンバケ現象が巻き起こりました。

311

神奈川県の川崎市と千葉県の木更津市を結ぶ「□□□アクアライン」が、平成9年に開通しました。

312

がん患者などが担当医以外の医師に治療法などで意見を求めることを「□□□□オピニオン」といいます。

313

平成11年、度を超えた待ち伏せ、監視などによるストーカー行為の末、埼玉のＪＲ駅前で「□□ストーカー殺人事件」が発生。

314

平成13年の「□月□□日」には、アメリカのマンハッタン超高層ビルへの航空機衝突事件、同時多発テロが発生。

315

平成13年頃からビルや車からの放出熱で都市部の気温が急上昇する「ヒート□□□□□現象」が頻繁になってきました。

316

また、この頃配偶者や恋人などから振るわれる暴力「□□□□□□・バイオレンス」の防止法が施行されました。

317

平成20年、米国大手の投資会社・証券会社が経営破綻したことで世界的金融危機「□□□□・ショック」が。

318

平成21年、衆議院選挙の結果、民主党政権が誕生。その時の内閣総理大臣は「鳩山□□□」でした。

319

同じ頃に20代から40代の女性で流行のファッションスタイルで山に登る女性「山□□□」が登場します。

320

昨今は趣味の分野で女性の進出が際立っていますが、お寺好きの女性は仏女、歴史好きの女性は「□□」です。

321

近年、インターネットを介して仮想世界につながって遊ぶゲーム「□□ラインゲーム」は若者の間に完全に定着。

322

40代の女性に対しての雑誌による造語。魔法をもっているように美と若さがある人を「□□□」と呼びます。

第4章

「政治・経済」編

政治家、官僚、財閥、経営者まで

全100問

―― 自己採点しましょう ――

・80問正解…青信号、よくできました。
・60問正解…黄信号、安心せずに脳活を。
・40問正解…赤信号です。頑張りましょう

323

日本初の政党内閣を作った「大隈□□」。一度は政界を引退。その17年後再び内閣総理大臣に就任しました。

324

この人物は、「□□□大学」を創立したことでも有名です。キャンパスには彼の名前を冠した講堂があります。

325

吉田松陰に師事し、尊王攘夷運動に参加した伊藤博文。「□□□帝国憲法」の制定に関わり、初代内閣総理大臣に就任しました。

326

伊藤はその後も初代韓国統監などに就任しましたが、明治42年、「ハル□□駅」で朝鮮民族主義者によって暗殺されました。

327

明治天皇は慶応2年に父である「□□天皇」の崩御《ほうぎょ》をうけ、14歳の若さで天皇に即位しました。

328Q

明治天皇即位の翌年、慶応3年に江戸幕府第「□□」代将軍徳川慶喜によって大政奉還が行なわれました。

329Q

「□□令」が出された際、明治天皇は率先して自ら散髪し、散髪の普及のきっかけを作りました。

330Q

長州藩出身の軍人・政治家、山県有朋《ありとも》。「高杉□□」の率いる奇兵隊で頭角を現わし、幕末の戦争で諸藩士を指揮しました。

331Q

黒田清隆は、新政府軍と幕府軍との最後の戦い「箱館戦争・五□□の戦い」で参謀を務め維新後は北海道開拓長官に就任します。

332Q

黒田は明治9年に日朝間に「日朝□□条規」を締結しましたが、清朝との対立が深まり日清戦争の遠因となりました。

333

明治時代、寺内正毅《まさたけ》による内閣は、大正7年に起きた米価の暴騰による「米□□」によって総辞職しました。

334

寺内は人形と容姿が似ていたこと、非立憲《ヒリッケン》的政治を行なっていたことから「ビリ□□宰相」の異名で呼ばれました。

335

在任期間が、2886日と歴代で最も長い内閣総理大臣は「桂□□」です。長州藩士でした。

336

桂は「□□同盟」を締結し、日露戦争を勝利に導き、韓国併合も行なうなど、外交の手腕を発揮しました。

337

公家出身の政治家・「西園寺□□」。桂と交互に政権を担当した10年間は、桂園《けいえん》時代と呼ばれました。

338

また、西園寺は第一次世界大戦終結後、フランス留学の経験を買われ、「パリ講和□□」に日本の代表として出席しました。

339

公家出身の政治家・岩倉具視。明治政府の礎となる「□□復古」を画策しました。維新十傑の一人といわれています。

340

明治4年、「岩倉□□団」の正使として伊藤博文らと欧米に派遣され、不平等条約改正を目指しました。

341

三条実美《さねとみ》は攘夷派の公卿ですが、対立する「公武□□派」により京都から追放され、七卿落ちの一人となりました。

342

彼は維新後に京都に戻り、政府に重用。明治18年に内閣制度ができた際の最後の「□□大臣」でもありました。

343

薩摩藩出身の明治維新の立役者といえば「□□□□」。平成30年には大河ドラマにもなりました。

344

彼は藩主・「島津□□」に引き立てられ藩政に参画しましたが、その後に藩主と対立し、二度も流罪になりました。

345

しかし、その後に帰藩し、薩長同盟を成立させ、王政復古、「□□戦争」などで活躍しました。

346

岩倉の訪欧中の留守政府を主導した彼は「□□論」を唱え、帰国した大久保利通らと対立し、その後西南戦争に敗れ自死しました。

347

薩摩藩出身の政治家・大久保利通。木戸孝允らとともに維新の「三□」と称されています。

348

ある時から大久保は島津久光のもとで「□□」派に転じ、明治維新で王政復古の指導的役割を果たしました。

349

さらに明治政府では版籍奉還、「□□置県」などを行ない、初代内務卿を務めるなど明治政界のリーダーとなりました。

350

通称は「桂□□□」。倒幕勢力を集結し、明治維新に貢献したのは木戸孝允です。

351

彼は維新後に政府の中心となり、明治政府の基本方針を示した「五箇条の□□□」の起草に参加しました。

352

日本最初の近代政党である「□□党」。自由民権運動で知られる明治維新の元勲・板垣退助が結成しました。

353

結成の翌年である明治15年、遊説後に襲われた際に叫んだとされる「板垣□□□□自由は死せず」は今日でも有名です。

354

土佐藩出身の政治家・「□□象二郎」。土佐藩の参政を務め、大政奉還の建白書を幕府に提出するなどの活躍をしました。

355

吉田松陰の松下村塾の門下生・品川弥二郎。尊王攘夷運動に奔走し、「□□公使館」焼き討ち事件を実行しました。

356

彼は明治時代の流行歌であり、幕府軍との戦いで新政府軍が歌った「トコトン□□節」(宮さん宮さん)の作詞者としても有名。

357

明治の政治家・「江藤□□」は、武力でもって朝鮮を開国しようとする政争に敗れ、下野しました。

358

江藤はその後、佐賀征韓党首領となり、憂国党と合体し明治政府への士族反乱である「□□の乱」を起こしましたが、敗れて処刑に。

359

フランスの警察制度を参考に、日本の警察制度を確立した「川□利良《としよし》」は「日本警察の父」と呼ばれています。

360

徳川幕府の御家人・勝海舟は幕府側の人間としてペリー率いる「□□」来航後、老中・阿部に引き立てられて表舞台に。

361

元々彼は、清国がアヘン戦争で「□□」に負けたことで危機感を覚え、蘭学と軍学の大切さを主張しました。

362

島津久光は異母兄の死後、薩摩藩政の実権を握り、藩内の「□□攘夷派」を弾圧しました。

363

長州藩士の家に生まれた井上馨《かおる》は、伊藤博文らとともに英国に留学した「長州□傑」の一人です。

364

井上は第一次伊藤内閣の外相となり、欧化政策を推進。外国との社交場として「□□館」を建設しました。

365

明治23年に発表された「□□勅語」の案文を作成したのは井上毅《こわし》です。

366

明治期に総理大臣、大蔵大臣を務めた松方正義《まさよし》。「金□□制度」を実施するなど日本の財政制度を確立しました。

367

この松方が創設した「□□□□」は日本の中央銀行として銀行の銀行、政府の銀行、発券銀行としての役目を担います。

368

幕臣であり政治家の「榎本□□」は幕末の戦争の際、土方歳三らと政府軍と交戦し、敗れますが助命されます。

369

この後、榎本は特命全権公使としてロシアに赴任。後に「樺太・□□」交換条約を締結しました。

370

明治陸軍の実力者である大山巌《いわお》。欧州で砲術を学び、日露戦争では、元帥陸軍大将として「□□軍」総司令官を務めました。

371

彼は薩摩藩士の出身で、後妻の捨松は薩摩軍が倒した「□□藩士族」の出身でした。

372

海軍出身の山本権兵衛《ごんのひょうえ》。大正2年に首相となるも、日本海軍高官の収賄事件「シー□□□事件」により総辞職しました。

373

大正12年に起こった「□□大震災」。
その直後に再び首相となった山本は、東京復興に尽力しました。

374

明治から昭和初期に活躍した政治家・後藤新平は日露戦争後、
ロシアから譲り受けた「□鉄」の初代総裁を務めました。

375

連合艦隊司令長官の「□□平八郎」は、日露戦争・日本海海戦で
ロシアの「バルチック艦隊」を全滅させ、国民的英雄となります。

376

この人物は海外でも英雄視され、
イギリスでは「□□のネルソン」と称されました。

377

日露戦争で指揮を取った陸軍大将の乃木希典《まれすけ》。日露戦争において
「□□要塞」を陥落させたことで知られています。

378
乃木はその後、第十代学習院院長となりましたが、在職中に崩御《ほうぎょ》された明治天皇の後を追って、夫人とともに「□死」しました。

379
長州藩に生まれた児玉源太郎。西南戦争に参加し、参謀副長として「□□城」籠城を指揮し、薩摩軍を撃退しました。

380
その後、児玉源太郎は台湾総督を経て、日露戦争においては満州軍「□参謀長」として出征しています。

381
明治を代表する政治家であり、外交官である陸奥宗光《むつむねみつ》は、若い頃、坂本龍馬の「□□隊」に加わって活躍していました

382
陸奥はその後、明治25年に外務大臣に就任。不平等条約である「□□法権」の撤廃に尽力、15か国の条約を撤廃させました。

383

陸奥と並び称される明治の外交官・小村寿太郎は、日露戦争後の「□□□マス」会議に全権大使として条約に調印しました。

384

その後、第二次桂内閣の「□□大臣」に就任した小村は、日露条約の締結や韓国併合にも関わりました。

385

日露戦争・日本海海戦において、海軍中佐の秋山真之《さねゆき》が本営に向けて打った有名な電文は「本日天気晴朗なれども□□□」です。

386

同じく日本海海戦で有名になった「皇国の興廃この一戦にあり、各員一層□□□□せよ」も秋山の作です。

387

旗艦「三笠」にはこの文意を示す「□旗」が掲げられました。この旗を掲げるのは「緊急事態に全力で立ち向かう」の意味です。

388

秋山真之の実兄・秋山「好□」も陸軍軍人として著名です。フランスに渡って騎兵を学び、「日本騎兵の父」と呼ばれました。

389

後に作家・司馬遼太郎は、この人物と秋山真之、真之の友・正岡子規の三人を主人公とした小説『□□□の雲』を発表。

390

「日本資本主義の父」といわれる「渋沢□□」。現みずほ銀行、王子製紙、大阪紡績など500社余りの設立に関わりました。

391

明治初期の実業家・岩崎弥太郎は、「□□財閥」の創始者として知られています。

392

武士であり、蘭学者、教育者である福沢諭吉。「□□義塾」大学の創設者として広く知られています。

393

「天は人の上に人を造らず人の下に人を造らず」と宣言し、学問の重要性を説いた『学問の□□□』は福沢の主著です。

394

明治の社会主義者・「幸徳□□」。中江兆民《ちょうみん》に師事し、日本初の社会主義政党である社会民主党を結成しました。

395

この人物はその後、無政府主義に傾き、明治天皇の暗殺を計画した「□□事件」で逮捕・処刑されました。

396

明治の思想家・中江は幸徳の師匠ですが、「□□□□」に渡って西洋近代思想に触れ自由民権運動の理論的指導者となりました。

397

薩摩藩士出身の政治家・森有礼《ありのり》。英米への留学を経て、伊藤博文内閣で初代「□□大臣」となり、学制改革に貢献。

398

明治の実業家・五代友厚《ともあつ》。官僚を経て、「大阪□□取引所」、大阪商法会議所、製鉄、貿易、鉄道会社などを設立しました。

399

NHK朝ドラ『あさが来た』で主要人物として五代友厚は登場します。役を演じたのは俳優の「□□□□・フジオカ」です。

400

大正7年、日本で最初の本格的な政党内閣が成立しました。首相は、立憲政友会の「原□」です。

401

大正時代に起こった政治や文化などの民主主義、自由主義の動きを「大正デモ□□□□」といいます。

402

これを唱えたのは政治学者の吉野作造です。国民全員が選挙に参加するべきとして、「□□選挙」の必要性を説きました。

403

大正14年、社会主義運動、労働運動の取り締まりを目的として「治安□□法」が発令されました。

404

昭和6年、日本の関東軍が満州に傀儡《かいらい》国家を成立させることを狙った「満州□□」を起こしました。

405

中国最後の王朝「清」。最後の皇帝で満州国の元首となった「愛新覚羅溥儀《あいしんかくらふぎ》」。「ラスト□□□□」として知られます。

406

当時の犬養毅首相は、満州国建国に反対。これに不満をもった海軍将校一団が犬養を暗殺。これが「□・□□事件」です。

407

昭和11年、陸軍青年将校が首相官邸や警視庁などを襲撃したクーデター未遂事件が「□・□□事件」です。

408

日中戦争の拡大とともに国家の権力を強めるため、昭和13年に「国家□□□□」が制定されました。

409

昭和20年、日本は「□□□□宣言」を受諾。第二次世界大戦の日本の敗戦が決定しました。

410

第二次世界大戦後の日本に、連合国軍最高司令官として着任したのは「ダグラス・□□□□□□」。

411

連合国総司令部の通称は？「□□□」。アルファベットで三文字です。本部は日比谷にありました。

412

昭和21年、国民主権、基本的人権、平和主義を三つの柱とした「□□□□□」が発令されました。

413

戦後の日本経済の民主化政策としては、「□□解体」と農地改革、労働三法の制定の三つがあげられます。

414

昭和28年の衆議院で吉田茂首相が国会答弁で失言? した言葉。「□□□□解散」で知られています。

415

昭和30年代、日本は世界に類を見ない急速な成長を遂げました。これを「□□□□成長」と呼びます。

416

昭和47年の自民党総裁選では、「三角大福」が争いました。三は三木武夫、角は田中角栄、福は福田赳夫、大は「大平□□」です。

417

昭和47年、田中角栄首相が訪中。日中国交が回復しました。これを記念して中国から「□□□」が送られ、大人気に。

418

昭和48年、オイルショックが勃発。各地のスーパーや商店では「□□□□□□□□」の買い占め騒動が起こりました。

419

昭和61年、日本に未曾有《みぞう》の好景気が訪れます。平成3年の崩壊まで続いたこの景気を「□□□景気」といいます。

420

平成13年、小泉純一郎は「自民党をぶっ壊す」と訴えて、総裁選挙に圧勝。「小泉□□」が巻き起こりました。

421

平成17年、この小泉により行なわれた行政改革が、彼がかねてより「行政改革の本丸」と位置付けていた「郵政□□□」でした。

422

平成19年に大阪府知事に就任した橋下徹。22年に地域政党「大阪□□□□」を立ち上げました。

第5章

「文学・芸術」編

古典、小説、随筆、浮世絵、名画、俳句、漫画まで

全88問

— 自己採点しましょう —

・70問正解…青信号、よくできました。
・50問正解…黄信号、安心せずに脳活を。
・35問正解…赤信号です。頑張りましょう

紫式部…平安女流文学者であり歌人。

423
世界で一番古い超長編小説の一つといわれている『□□物語』の作者です。

424
この作品の主人公は「□源氏」。不倫あり、横恋慕ありと今の常識では驚かされるような色男ぶりを発揮しています。

清少納言…紫式部と同時期に天皇家の家庭教師として仕えます。

425
著作は「春は□□□□」で始まる有名な『枕草子』。感性あふれる美文は、今日まで読み継がれています。

426
同じ『枕草子』の中で清少納言が「遠くて近きもの」としたのは「極楽、舟で行く路、□の仲」。

松尾芭蕉…「奥の細道」で有名な江戸の俳人。

427
岩手県平泉で詠んだ句は「夏草や□□□□□□夢の跡」です。奥州・藤原家の栄枯盛衰が感じられます。

428
山形で立石寺を訪れた時の句「□□□□や岩にしみいる蝉の声」も有名です。

小林一茶…江戸時代を代表する俳人。

429
辞世の句として有名なのは「□□□□□終《つい》の棲家《すみか》か雪五尺」です。

430
3歳の時に母を亡くしており、後年、この孤独だった時代を追憶した句が、「我と来て□□□□親のない雀」。

与謝蕪村…芭蕉、一茶と並ぶ江戸俳諧の巨匠。画家でもありました。

431 代表的な句に「春の海□□□□のたりのたり哉《かな》」があります。

432 神戸の六甲山を訪れた時の句「□□□□や月は東に日は西に」も有名です。

葛飾北斎…江戸時代後期に一世を風靡《ふうび》した浮世絵師。

433 代表作『富嶽三十六景』シリーズの一つで、富士山を描いた『凱風快晴《がいふうかいせい》』は通称『□富士』と呼ばれています。

434 同じく『富嶽三十六景』の『神奈川沖浪裏《なみうら》』は海外でも有名。『ビッグ・□□□□』と呼ばれています。

井原西鶴…江戸前期の大坂の浮世絵師・人形浄瑠璃作者。

435 代表作は何といっても『□□一代男』。男性が様々な女性と関係する今でいえば官能小説です。

436 西鶴のこの作品以降、風俗や娯楽を主体とした小説を「□□草子」と呼ぶようになりました。

近松門左衛門…江戸中期の浄瑠璃師、役者。

437 浄瑠璃と呼ばれる歌舞伎などの劇で催される音楽を作った人物として有名。代表作は、『□□□心中』です。

438 中国を舞台にした『国姓爺《こくせんや》□□』は、当時、鎖国という事情もあって爆発的なヒット作になりました。

尾形光琳…江戸中期の画家・工芸意匠家。

439 代表作は『紅白梅図屏風』『燕子花《かきつばた》図《ず》屏風』。
「燕子花」とは「□□□の花」のことです。

440 陶磁器の絵付けや漆工芸の「□□」などにも優れた業績を残しています。

石川啄木…明治末期の歌人。26歳の若さで病死。

441 「東海の小島の磯の白砂にわれ泣きぬれて蟹とたわむる」などで知られる歌集『□□の砂』は教科書にも紹介されています。

442 他に「たわむれに母を背負いてそのあまり□□□□□□□三歩歩まず」も有名。

夏目漱石…現在でも不動の人気を誇る、明治を代表する文豪。

443
処女作は、「……名前はまだ無い」の書き出しで始まる『□□□□□□□』で代表作になります。

444
映画化された不朽の名作『坊っちゃん』。書き出しは「親譲りの無□□で子どもの時から損ばかりしている」。

宮沢賢治…岩手出身の童話作家・詩人。

445
代表作の一つは『風の□□□』。山の分教場にやってきた一風変わった転校生の話です。

446
故郷の宮城県をモチーフとした「イーハ□□□」という理想郷を考え出しました。

森鴎外…明治を代表する文豪の一人。

447
格調高い言葉で多くの作品を成しました。代表作には『山椒大夫』『阿部一族』『□□舟』などがあります。

448
自分自身のドイツにおける4年間の留学時代での恋を描いたといわれる作品は、『□姫』です。

芥川龍之介…短編を中心とした小説で有名。夏目漱石の門下生。

449
主な作品として『鼻』『□□門』『蜘蛛の糸』『河童』など知性的な短編が多く見られます。

450
『蜘蛛の糸』で「□□□様」が差しのべた蜘蛛の糸をよじ登り、自分だけ助かろうとして結局、男は地獄に落ちてしまいます。

太宰治…戦前から終戦直後にかけて活躍した小説家。

451
晩年の代表作は『□□失格』。

452
今も根強い人気がある『走れ□□□』は、牛飼いの青年が友情を証明する小説で、現代の国語の教科書にも登場しています。

川端康成…日本人初のノーベル文学賞受賞者。

453
初期の名作『□□の踊り子』は、旅芸人の少女と一人旅の青年との淡い恋を描き、数多く映画化されました。

454
代表作は「□□の長いトンネルを抜けると……」という書き出しで始まる『雪国』。

竹久夢二
…美人画で一世を風靡。大正ロマンを代表する画家。

455
代表作は「□□」を抱いて座る女性を描いた『黒船屋』。夢二の最高傑作として高い評価を得ています。

456
「待てど暮らせど来ぬ人を……」の歌詞で知られる『□□草』の作詞者としても知られます。

与謝野晶子
…女流歌人、作家、思想家。

457
情熱的な作品の歌集『□□□髪』の作者として有名。夫は、文芸誌『明星』を創刊・主宰した歌人・与謝野鉄幹。

458
日露戦争に従軍した弟を思う反戦詩「□死に給うこと勿《なか》れ」は彼女の心情が強く綴《つづ》られています。

二葉亭四迷…明治の小説家・翻訳家

459
代表作は『□□』。

460
日本の近代小説の先駆け的存在です。
「二葉亭四迷」の筆名は、自身をののしった言葉「□□□□□しまえ」から来ています。

樋口一葉…明治生まれの女流作家。25歳で世を去りました。

461
主な作品に『た□□□□』『十三夜』『にごりえ』など。
いずれも貧乏生活の中から生み出された名作です。

462
日本紙幣「□□円札」の肖像になっています。

島崎藤村

…現在の岐阜県中津川市生まれの作家・詩人。

463 代表作『夜明け前』の書き出しの「□□□はすべて山の中である」が有名です。

464 「まだあげ初《そ》めし前髪の……」と淡い恋心を詠んだ詩の『□□』でも知られています。

黒田清輝

…鹿児島県生まれ。パリ留学中に洋画を志します。

465 外光派と呼ばれる明るい画調は洋画界の主流に。代表作は『読書』『舞妓』『□畔』など。

466 日本洋画界の重鎮であり、日本美術を近代化に導いたことにより「近代洋画の□」と呼ばれています。

滝廉太郎…明治を代表する音楽家。

467
代表作『□□の月』は、少年時に住んだ大分県竹田市の岡城跡をイメージして作られたものです。

468
「春のうららの隅田川……」で始まる『□』は、日本の美しい四季を歌ったものとして、多くの人から愛されています。

壺井栄…昭和初期の女性作家。現在の香川県小豆島町出身。

469
代表作は、戦後の反戦文学の名作として位置づけられている、『□□□の瞳』です。

470
この作品は昭和29年に「□□恵介」監督、高峰秀子主演で映画化され、小豆島が一躍全国区に。

三島由紀夫…戦後を代表する作家。代表作は『金閣寺』『憂国』。

471
離島に生きる漁師と海女との純愛を描いた『□□』。山口百恵と三浦友和の主演で映画化され、大ヒットしました。

472
民兵組織『□の会』を結成しましたが、昭和45年、陸上自衛隊市ヶ谷駐屯地で割腹自殺。世間に大きな衝撃を与えました。

司馬遼太郎…小説家、ノンフィクション作家。

473
産経新聞記者として在職中に『梟《ふくろう》の□』で、直木賞を受賞。歴史小説の世界に新風を送ります。

474
『竜馬がゆく』『国盗り物語』『花神』『翔ぶが□□』など代表作が次々とNHK大河ドラマで映像化へ。

横溝正史…小説家・推理作家。作品は数多く映像化。

475

探偵の「金田一□□」が主人公として活躍して、事件を解決する探偵小説は、数多く映像化されシリーズ化も。

476

『犬神家の一族』を第一弾として、東宝映画で金田一役を最も多く演じたのは「石坂□□」です。

瀬戸内寂聴…文化勲章を受章した天台宗の僧侶でもある女流作家。

477

出家する前は「瀬戸内□□」という作家名で活動していました。

478

266文字に仏の教えを凝縮した経典『□□心経』。この真髄を自らの半生と照らし合わせて書いた著書がベストセラーに。

池波正太郎…時代小説家。美食家、映画評論家としても有名。

479
多くのファンをもつ時代小説家。『鬼平□□□』や『剣客商売』など、映像化され大ヒット。食通でもあり多く作品に反映。

480
藤枝梅安らが請け負って殺しを働く『□□人シリーズ』も長くテレビや映画で親しまれてきました。

松本清張…日本古代史にも関心をもつ社会派推理作家。

481
ノンフィクションから歴史小説、推理小説までそのジャンルは幅広い。『点と線』『□の器』などヒット作品は目白押し。

482
北陸を舞台にした長編推理小説『□□の焦点』は、幾度も映画やテレビドラマになっています。

遠藤周作…小説『白い人』で芥川賞受賞。東京生まれ。

483 ユーモアに富んだエッセイも多く手掛けて、通称から「□□□先生」と呼ばれました。

484 キリシタン弾圧を描いた長編作『□□』は、ハリウッド映画にもなりました。

手塚治虫…漫画家・アニメーション作家。「マンガの神様」の呼称が。

485 テレビアニメ『鉄腕アトム』で大ブレーク。若い頃は『□□□の騎士』などの少女漫画も手掛けています。

486 医療漫画の金字塔作品としては、天才外科医を主人公にした『ブラック・□□□□』があります。

水木しげる……大阪市生まれで鳥取市育ち。妖怪漫画の第一人者。

487
有名な『ゲゲゲの鬼太郎』の他に代表作として『□□くん』『河童の三平』などがあります。

488
NHKの朝ドラになった『ゲゲゲの□□』は、妻の原作ですが、彼の極貧生活から成功までの半生が描かれています。

北杜夫……小説家であり精神科医、医学博士でエッセイスト。

489
ユーモアあふれるエッセイ『どくとる□□□□』シリーズは、自身の体験を交えた作品でベストセラーとなっています。

490
父は精神科医で歌人としても有名な「斎藤□□」です。

有吉佐和子……小説家、劇作家、演出家。『複合汚染』などの作品で社会派として定着。

491
映画や舞台、ドラマにもなった『□□の人』は、時代を先取りし、認知症と介護の問題を扱った作品でした。

492
世界で最初に「全身麻酔手術」を成功させた医師を描いた作品は、『□□□□の妻』で、映画にもなりました。

藤沢周平……教員から記者を経て作家に。江戸の庶民や下級武士の哀歓《あいかん》を描く作品を多数発表。

493
短編『□□□□清兵衛』は山田洋次監督で映画化され、日本アカデミー賞の全部門で優秀賞を受賞します。

494
代表作『□しぐれ』のように藤沢作品は、清貧武士の姿を描いた秀作が多いのが、特徴です。

山崎豊子……大阪・船場生まれ。社会性の強いテーマと人間描写で人気。

495 国立大学医学部の内幕と様々な問題をテーマにした『□□巨塔』は映画化、ドラマ化されて大ヒットしました。

496 代表作に金融再編の生き残りをかけた社会派小説『□□なる一族』があります。

五木寛之……『蒼ざめた馬を見よ』で直木賞。エッセイでも活躍。

497 テレビドラマ化から映画化、漫画化までなった大河小説『青春の□』は、少年時代に過ごした筑豊を舞台にした作品。

498 執筆活動を一時休止して、大学で仏教を探求。その後、浄土真宗の宗祖を主人公にした小説『□□』を発表。

石原慎太郎…ベストセラー作家であり大物政治家。

499
『太陽の□□』で芥川賞を受賞したのは一橋大学在学中のことでした。その後、人気作家に。

500
120万部のベストセラーになった著書『□』は、大スターだった裕次郎の死後、そのエピソードを綴ったものでした。

赤塚不二夫…ギャグ漫画の王様。『おそ松くん』で爆発的人気。

501
代表作『天才バカボン』。バカボンの弟・天才児の名前は？「□□□ちゃん」です。

502
赤塚のほか、藤子不二雄、石森章太郎などの漫画家が住んでいたことで知られるアパートは「□□□荘」です。

ちばてつや…『ちかいの魔球』で週刊少年漫画誌にデビュー。その後もヒット作を連発。

503 ボクシングをテーマにした漫画『あしたのジョー』。主人公と壮絶な戦いをするライバルだったボクサーは「□□徹」。

504 長編作の相撲漫画『□□□松太郎』は、人並み外れた怪力男の相撲界での活躍を描くものでした。

山下清…「放浪の天才画家」として一大ブームを巻き起こします。

505 色紙をちぎって貼って作る独自の貼り絵の世界を確立。「□□のゴッホ」「裸の大将」と呼ばれます。

506 彼をモデルにした映画も制作。テレビでは、「□□雁之助」を主演にしたドラマがシリーズ化され人気に。

507

岡本太郎…漫画家岡本一平と歌人小説家の岡本かの子の長男として生まれる。洋画家。

大阪万博のシンボルとなった『□□の塔』で一躍名を馳《は》せました。テレビにも出演し、お茶の間の人気者に。

508

「□□は爆発だ」「グラスの底に顔があっても良いじゃないか」などの奇抜な発言が印象的。

つかこうへい…劇作家、演出家、小説家。

509

新人劇作家の登竜門で「演劇界の芥川賞」の異名がある岸田國《くにお》士戯曲賞を『□□殺人事件』で25歳の最年少で受賞。

510

57年、小説『蒲田行進曲』で直木賞受賞。「□□欣二」監督、風間杜夫、松坂慶子、平田満らで映画化され大ヒット。

第6章

「歴史人物」編

武将、天皇、将軍、参謀、学者、文化人まで

全96問

— 自己採点しましょう —

- 76問正解…青信号、よくできました。
- 57問正解…黄信号、安心せずに脳活を。
- 38問正解…赤信号です。頑張りましょう。

卑弥呼…三世紀頃日本にあった邪馬台国の女王。

511
この邪馬台国の場所に関しては、「北九州」にあったという説と「近畿地方」の「□□」にあったという説が。

512
謎が多い人物で、日本の書物には全く登場しませんが、中国の歴史書『魏志□□伝』に卑弥呼についての記述があります。

聖徳太子…女帝・推古天皇に代わって政治を行なう日本初の摂政に。

513
官僚や貴族に対しての道徳的な規範を示した「十七条の□□」を制定。これは日本で最初の成文法といわれています。

514
中国の進んだ制度や文化を取り入れようとして、小野妹子らを「□□使」として派遣しました。

中大兄皇子…後の天智天皇。天皇中心の国家を目指す。

515 聖徳太子亡き後、「□□」氏の独裁政治が始まり、中臣鎌足《なかとみのかまたり》と共にこの独裁政治を倒します。

516 645年に起こったこの政治改革は、「□□の改新」と呼ばれ、広く知られています。

空海…平安時代初期の僧。中国から帰国して活躍。

517 「弘法大師」の名でも知られる空海は、「□□宗」を開きました。

518 能書家でもあり、「その道のベテランも時に失敗をする」との意味の「弘法も□の誤り」のことわざは有名。

最澄…平安初期の僧で空海と共に唐に渡る。

519 近江（滋賀県）の人。唐から帰国後は、法華経をよりどころとした「□□宗」を開きました。

520 この宗派の総本山は滋賀県の比叡山「□□寺」。NHK『ゆく年くる年』などで有名です。

平将門…平安中期の武将。神田明神に祀《まつ》られる。

521 十世紀に朝廷に敵対し「関東□□」の反乱を起こすも敗れる。「平将門の乱」と呼ばれています。

522 将門の首はさらし首となりましたが、江戸に飛び帰って葬られたとされます。これが東京・大手町にある「将門の□□」です。

平清盛…源氏を破り、武士として初めて政治の実権を握る。

523 「保元の乱」で勝利し、三年後の「□□の乱」で源義朝に勝利して勢力を広げました。

524 娘を天皇の妃にして多くの荘園を手に入れるなど「平氏にあらずんば□にあらず」という全盛期を築く。

菅原道真…九世紀後半の学者であり政治家。

525 宇多天皇に重用され「□大臣」という要職に就くも、時の勢力により九州に左遷。

526 北野天満宮や太宰府天満宮などで「□□の神様」として祀られています。

源頼朝…平安後期から鎌倉時代の初代将軍。

527
弟・義経らの活躍で平氏を壇ノ浦で滅ぼし「守護・□□」を設置し征夷大将軍に。

528
鎌倉幕府の成立は「□□□□作ろう鎌倉幕府」のゴロ合わせで知られていましたが、近年では1185年といわれています。

源義経…頼朝の弟で悲劇の武将。

529
幼名は牛若丸。平氏滅亡後、授けられた官職から「九郎□□」と呼ばれ、後の「□□びいき」の語源に。

530
頼朝に嫌われ平泉の藤原氏を頼るが、最後は自刃。実は死なず、その後モンゴルへ渡り「□□□□□□」になったという伝説も。

北条泰時…鎌倉幕府第三代執権（将軍の補佐役）。

531 後鳥羽上皇が朝廷勢力回復を狙った承久《じょうきゅう》の乱。上皇は敗れ隠岐に配流。幕府は京都に朝廷監視の「□□探題」を置くことに。

532 泰時は執権となって、最初の武士の法律である「御成敗□□」を制定し、執権全盛期に。長く武士の手本とされました。

法然…平安末期の僧。

533 「□□宗」の開祖。旧仏教派から圧迫を受けますが、貴族や武士のほか民衆にも広まっていきました。

534 阿弥陀仏を信じ「□□□陀仏」と念仏を唱えることで、死後は誰でもが極楽浄土に往生できると説きました。

親鸞…鎌倉前期から中期の僧。念仏弾圧で越後に流罪。

535 鎌倉時代の僧で「□□□宗」の宗祖。法然の門弟となり教えを受けます。

536 流刑の後、関東に移住。「善人なおもって往生をとぐいわんや□□をや」と説きました。

日蓮…鎌倉中期、日蓮宗の開祖。

537 法華経を重んじ、人も国も「□□□□□華経」を唱えれば救われると説き、東国の武士や商人たちに広まりました。

538 著書『立正安国論』で「□□襲来」を予言し、時の権力者に送るも無視されました。

道元…鎌倉初期の禅宗僧侶。

539 日本における「□洞宗」の開祖。大本山はテレビでもおなじみの福井県・永平寺。

540 この宗派においては「ひたすら座る」――「□□」修行が有名です。

後醍醐天皇…隠岐島に流罪となるも復活して討幕へ。

541 足利尊氏や楠木正成などの武士の協力で、鎌倉幕府を倒して新しく行なった政治を「□□の新政」といいます。

542 その後、武士の不満が増大して二年足らずで失脚。奈良の吉野に逃れて「□□」を建て、「北朝」と対立しました。

足利尊氏…鎌倉幕府の有力御家人。

543
元々は「□氏」の子孫ですが、後醍醐天皇に味方して鎌倉幕府を滅ぼしました。

544
討幕後、征夷大将軍に任じられ、京都に「□□幕府」を開きました。

足利義満…幕府三代将軍。

545
敵であった南朝を倒し、南北朝「□□」を成し遂げました。

546
京都にある内外に金箔をはった豪華絢爛《けんらん》な寺・「□□□」を建てたのはこの人です。

足利義政…幕府八代将軍。

547 妻は日野富子。子・義尚《よしひさ》の誕生で後継者問題で「□□の乱」が勃発。十一年も続く全国的な戦いに。

548 祖父である足利義満が作った寺をまねて、京都の東山に「□□□」を建てました。

千利休…わび茶の完成者。千家流茶の湯の開祖。

549 大坂、商人の自由貿易都市「□」の商家の生まれ。秀吉に仕えて信任を得ますが、後に反感を買い自刃へ。

550 「□□天満宮」での大茶会を取り仕切るなど活躍。当時、今井宗久、津田宗及と共に茶の湯の天下三宗匠に。

毛利元就…室町から戦国時代の安芸（広島西部）の領主。

551 一族の結束を強調し、教訓として三人の子供に示した「□□□の教え」は有名。

552 戦国時代最高の智将。孫には「関ヶ原の戦い」で西軍の総大将となった「毛利□□」がいます。

武田信玄…戦国武将、甲斐の守護大名。

553 越後のライバルである上杉謙信と北信濃を巡り五回に及んで争った史上に残る名勝負は「□□□の戦い」。

554 軍旗は「□□□山」の旗印。参謀の山本勘助は、四回目の謙信との戦いで戦死してしまいます。

上杉謙信…越後国の戦国大名。信玄と北信越の覇を争う。

555
上杉姓は関東管領から譲られたもので、それまでの名は「長尾□□」。

556
信玄に「□」を送った話は有名な逸話。今では謙信の「義」を重んじる人間性の一つとして語り継がれているようです。

北条氏康…相模国の戦国武将。

557
斉藤道三と並んで戦国時代の下剋上の代名詞である「北条□□」を祖父にもち、優れた民政を実施。

558
戦国時代、北条家が本城としていたのは、神奈川県の「□□□城」です。

織田信長……室町後期の戦国大名。天下を狙ったが……。

559 今川義元を破ったのは「□□□の戦い」でした。これで一気にその名が知れ渡ることに。

560 家臣である明智光秀に、「敵は□□□にあり」と裏切られ、天下統一の夢は果てました。

武田勝頼……信玄の庶子。信玄の死により家督を相続。

561 領土拡大を図りますが、「□□の戦い」で織田・徳川連合軍に敗退。武田家滅亡の道へ。

562 天正十年、信長、家康の甲州征伐により、嫡男・信勝と共に「□□山」で自害。平安から続いた甲斐武田氏は滅亡。

今川義元……駿河国及び遠江国の守護・戦国大名。

563
東海道一帯に一大勢力を築き上げました。異名は「海道一の□取り」でした。

564
当時、天下で一番「□□に近い男」と呼ばれていましたが、信長によってその道を絶たれました。

明智光秀……信長に見出されてその重臣になった戦国大名。

565
主君を京都で自害させて天下を狙いますが、秀吉によって「□□の戦い」で敗れます。

566
和歌・茶の湯を好んだ文化人。彼の三女は、細川忠興《ただおき》の妻になった「細川□□□□」です。

豊臣秀吉

…尾張中村の足軽の子として生まれるも後に天下人に。

567 領民統治のために「□□と刀狩」を実施。これは、その後の時代の先駆けとなる先進的なやり方といわれています。

568 日本の近代社会への基礎を固め、晩年には「□」の征服を目指して朝鮮出兵を行ないますが、失敗に。

徳川家康

…幼名は竹千代。幼い頃から今川家や織田家の人質として苦労を重ねています。

569 秀吉の死後、その遺子・「豊臣□□」を二度にわたる大坂の陣で攻め立て、ついに豊臣家を滅ぼしました。

570 死後は自身の遺言により、栃木県の「日光□□□」にお墓が作られています。

石田三成…秀吉の子飼い。安土桃山時代の大名。

571
秀吉の晩年、彼が設置した「五□□」の一人です。末席であったものの多くの仕事をこなしています。

572
「大一大万大吉」の字を組み立てた旗印が有名。一人が万民の為に万民が一人の為に尽くせば「天下□□」になるという意味。

伊達政宗…仙台藩の初代藩主。秀吉没後は家康に従うことに。

573
幼少期に患った天然痘により右目を失明したことから、後世「□□竜」の異名を取りました。

574
1613年に慶長遣欧使節として家臣の「□□常長」をローマに派遣したことは有名です。

黒田官兵衛

575

…主に秀吉の軍師として活躍。剃髪後は如水《じょすい》に。

同じく秀吉の軍師であった「□□半兵衛」と共に「両兵衛」「二兵衛」とも呼ばれていたとも。

576

備中高松城の城攻めにも大きく関与しており、秀吉からは称賛されています。二人は仲も良かったとも。

徳川家光

577

…江戸幕府第三代将軍。家康の後、盤石な基盤を作る。

妻子を江戸に人質にとり、国元と江戸を往復させる「□□交代」を諸大名に義務付けました。

578

鎖国体制を強化維持するために長崎の「□□」にオランダ商館を移し、この国だけとの交易を認めることに。

徳川綱吉 …家光の四男として生まれ、江戸幕府第五代将軍。

579 合計一三五回もの触れを出したという「□□憐みの令」。犬、猫、鳥はもちろん魚や貝、虫も対象になりました。

580 綱吉の治世下は、好景気の元禄期。近松門左衛門や松尾芭蕉、「□□西鶴」などの文化人も多く輩出しました。

宮本武蔵 …江戸初期の剣術家で芸術家。

581 佐々木小次郎と巌流島における決闘は後世に伝えられます。小次郎の「□□ぞ武蔵。臆《おく》したか」のセリフも有名。

582 晩年は、熊本・細川家に仕え、兵法書『□□書』を執筆。書や水墨画の才能もあったようです。

徳川吉宗…江戸幕府第八代将軍。就任以前は紀州藩藩主。

583
幕府の再興と復権のために増税と質素倹約を旨とした「□□の改革」を断行します。

584
町奉行に「□□忠相《ただすけ》」などの有能な人材を積極に登用する一方、代官所の機構改革や民政・司法の合理化も。

本居宣長…江戸中期の国学者。伊勢松坂生まれ。

585
医業の傍ら日本書紀や日本の古典に深く興味を抱く。日本最古の歴史書『□□記』を研究し、著作本まであります。

586
同じく古典である『□□物語』についても研究を重ね、この物語の基本は「もののあはれ」であると指摘しています。

杉田玄白……江戸中・後期の蘭学者。

587 オランダの解剖書『ターヘル・アナトミア』を購入して前野良沢などと人体の解剖を研究。結果『□□新書』を著わす。

588 この書物を発表するまでの翻訳の難しさなどの苦労話は『蘭学□□』で紹介しています。

大塩平八郎……江戸後期の儒学者、大坂町奉行所組与力。

589 代々旗本や与力を務める大坂の裕福な家に生まれ、独学で習得した知行合一の「□□学」を門弟に教えていました。

590 38歳の頃、「□□」の大飢饉《ききん》が起こり、民衆が飢えなどで苦しむ姿を見かねた彼は、「大塩兵八郎の乱」を起こしました。

田沼意次…江戸中期の旗本、後に大名。十代将軍・家治の側用人。

591 それまでの江戸の改革が重農主義だったことに対して、「□仲間」を認め商業を重んじる商業資本重視の政策を打ち出します。

592 田沼意次といえば、金品を献上する人を優遇する「□□」政治で有名ですが、近年評価が改められてきています。

松平定信…八代将軍・吉宗の孫にあたる。

593 白河藩で実績を上げ、十一代将軍・家斉の老中首座に。「囲米」「人足寄場」など倹約を基本の「□□の改革」を実施。

594 政策のあまりの激しさから「白河の清きに魚も住みかねて元の濁りの□□恋しき」という彼の政治を皮肉った狂歌もあります。

徳川光圀…常陸《ひたち》水戸藩の第二代藩主。

595 後世、講談師によって「水戸□□」として伝説化され、映画やテレビ時代劇の主人公で人気者に。

596 社寺や勧農政策を推進し、『□日本史』の編纂を行ない、水戸学の基礎を築きます。

勝海舟…江戸末期の幕臣。幼名は麟太郎。

597 最後の将軍「徳川慶喜」とは対立しましたが、明治維新後は伯爵となり「貴□□議員」になりました。

598 神戸に海軍操練所を創設するなど、幕府の軍艦奉行を務め明治政府では日本「□□」の生みの親とされています。

間宮林蔵…江戸後期の徳川将軍家御庭番、探検家。

599
樺太を探検します。伊能忠敬に測量学を学びながら「□□諸島」にまで検地を進めました。

600
「北蝦夷図説」などを著わして樺太が北海道と陸続きでないことを立証。彼の名前からとった「間宮□□」は有名。

伊能忠敬…江戸の商人で50歳を過ぎてから測量を学ぶ。

601
49歳で隠居してから江戸の天文学者に師事。測量技術を学び、幕命で「□□地」をはじめとして、全国を測量。

602
制作した日本地図は「伊能図」と呼ばれ、この地図を長崎にいた医師「シー□□□」が国外に持ち出そうとして事件に。

土方歳三…悲劇の幕末剣士として女性に人気。

603
京都守護職・松平容保《かたもり》のもとで新撰組を近藤勇と共に結成。「□□屋事件」で一躍京都で有名になりました。

604
「鳥羽・□□の戦い」で新政府軍に大敗し、各地を転戦し最期は北海道の箱館で35歳の生涯を終える。

坂本龍馬…土佐藩郷士の生まれ。33歳、志半ばで死去。

605
長崎で日本初の貿易会社と政治組織を兼ねた「□□社中」を結成。これが後の海援隊として活躍します。

606
新しい日本をと、大政奉還に力を尽くします。奉還後の新政府のあるべき姿を「□□八策」として書き記しています。

思い出し脳活テスト　解答

第1章

Q001 エン
Q002 早慶
Q003 ムチャクチャ
Q004 ホリデー
Q005 ハナ
Q006 ピーナッツ
Q007 愛知
Q008 姉
Q009 マリー

Q010 勝手に
Q011 萩原
Q012 こまどり
Q013 雪村
Q014 口笛
Q015 柔
Q016 髪
Q017 不死
Q018 川の流れ
Q019 小林

Q020 任侠
Q021 黄色い
Q022 レイン
Q023 康男
Q024 てなもんや
Q025 白木
Q026 財津
Q027 スチャ
Q028 必殺
Q029 はぐ
Q030 商売
Q031 君
Q032 佐田

Q033 くるみ
Q034 黒柳
Q035 トットちゃ
Q036 ベスト
Q037 ぴったし
Q038 月光
Q039 川内
Q040 赤影
Q041 ショッ
Q042 事件
Q043 大村
Q044 裸の
Q045 娘

Q046 芦田
Q047 輝彦
Q048 高校
Q049 いつでも
Q050 霧
Q051 正
Q052 サユリ
Q053 みつめて
Q054 夢千代
Q055 西城
Q056 季節
Q057 こんにちは
Q058 往生

Q059 アイデアル
Q060 ニッポン
Q061 ダラ
Q062 いじわる
Q063 市川
Q064 人間
Q065 宇津井
Q066 渡る世間
Q067 中条
Q068 義一
Q069 ボイン
Q070 マキノ
Q071 果実

Q072 南田
Q073 季節
Q074 ひとりぼっち
Q075 警察
Q076 赤い
Q077 黒部
Q078 記念館
Q079 中村
Q080 兵隊
Q081 ベンチャ
Q082 オッ
Q083 コメッツ
Q084 シャトウ

Q085 星
Q086 いつまでも
Q087 上
Q088 厚作
Q089 夕陽
Q090 三十
Q091 用心
Q092 どですか
Q093 国から
Q094 おふくろ
Q095 フーテン
Q096 ハブ
Q097 前田

Q098 マドンナ
Q099 帝釈天
Q100 遙か
Q101 誕生
Q102 阿久
Q103 伊豆
Q104 ピーター
Q105 小椋
Q106 小林
Q107 藤村
Q108 幸せ
Q109 黒い
Q110 今村

Q111 水谷
Q112 UFO
Q113 ラスト
Q114 戦場の
Q115 同情する
Q116 アムラ
Q117 シャ乱
Q118 チェ・ジウ

第2章

Q119 三段
Q120 ベルリン
Q121 がんばれ
Q122 6

Q123 時津
Q124 白鵬
Q125 一代
Q126 の湖
Q127 輪島
Q128 千代
Q129 ウルフ
Q130 フジ
Q131 魚
Q132 マリリン
Q133 空手
Q134 関脇
Q135 父

Q136 巌流
Q137 十六
Q138 野球
Q139 全日本
Q140 闘魂
Q141 コブラ
Q142 アリ
Q143 平和
Q144 二千
Q145 赤
Q146 打撃
Q147 永久
Q148 9

Q149 国鉄
Q150 仏
Q151 将大
Q152 スタル
Q153 新人
Q154 4三振
Q155 燃
Q156 村山
Q157 不滅
Q158 ドラマ
Q159 早稲田
Q160 86
Q161 福田

Q162 ON
Q163 55
Q164 クラシック
Q165 40
Q166 完全
Q167 ロッテ
Q168 阪神
Q169 世界
Q170 9連続
Q171 21
Q172 優勝
Q173 リリーフ
Q174 三冠

Q175 月見草
Q176 ID
Q177 再生
Q178 製造機
Q179 落合
Q180 赤
Q181 久志
Q182 近鉄
Q183 トルネ
Q184 ドクター
Q185 愛工大
Q186 ゴジラ
Q187 荒木

Q188 ローマ
Q189 魔女
Q190 大松
Q191 回転
Q192 円谷
Q193 君原
Q194 栃木
Q195 怪物
Q196 沢村
Q197 真空
Q198 釜本
Q199 ヤンマー
Q200 ペレ

Q201 笠谷
Q202 日の丸
Q203 用高
Q204 カンムリ
Q205 樋口
Q206 岡本
Q207 功
Q208 泰裕
Q209 栄誉
Q210 幸司
Q211 利彦
Q212 伊藤
Q213 レジェンド

Q214 古賀
Q215 牛若丸
Q216 尚子
Q217 有森
Q218 康介

第3章

Q219 ウイスキー
Q220 チューイン
Q221 コロッケ
Q222 ホット
Q223 コッペ
Q224 テープ
Q225 ペコ

Q226 パラソル
Q227 街頭
Q228 オードリー
Q229 ゴジラ
Q230 ジェームズ
Q231 リー
Q232 テール
Q233 奈良
Q234 チキン
Q235 世界
Q236 333
Q237 ろう
Q238 シーチキン

Q239 主婦
Q240 味噌汁
Q241 さげ
Q242 マガジン
Q243 てんとう
Q244 有楽町
Q245 伊勢湾
Q246 核
Q247 ウーマン
Q248 中
Q249 榎
Q250 MG
Q251 マンダム

Q252 ワンカップ
Q253 キング
Q254 モノ
Q255 デパート
Q256 コイン
Q257 ミニスカ
Q258 モーレツ
Q259 安田
Q260 関心
Q261 11
Q262 佐川
Q263 チャルメラ
Q264 ケンタッキー

Q265 カーネル
Q266 ディス
Q267 遠く
Q268 サニー
Q269 土光
Q270 カップ
Q271 周
Q272 コンピューター
Q273 改造論
Q274 栄作
Q275 ショック
Q276 ロッキー
Q277 ピーナ

Q278 灰色
Q279 キッチン
Q280 限り
Q281 うさぎ
Q282 インベーダー
Q283 省エネ
Q284 焼酎
Q285 スーパー
Q286 天中
Q287 細木数
Q288 級グルメ
Q289 粗大
Q290 土井

Q291 テーマ
Q292 金曜日の妻
Q293 恋に
Q294 毛利
Q295 秋山
Q296 坂本
Q297 御巣鷹
Q298 クライマーズ
Q299 シネコン
Q300 ゴルバ
Q301 連絡船
Q302 7
Q303 竹下

Q304 道の
Q305 冬彦
Q306 関西国際
Q307 ライフ
Q308 活断
Q309 オウム真理
Q310 山口智
Q311 東京湾
Q312 セカンド
Q313 桶川
Q314 9 11
Q315 アイランド
Q316 ドメスティック

Q317 リーマン
Q318 由紀夫
Q319 ガール
Q320 歴女
Q321 オン
Q322 美魔女

第4章

Q323 重信
Q324 早稲田
Q325 大日本
Q326 ビン
Q327 孝明
Q328 十五

Q329 断髪
Q330 晋作
Q331 稜郭
Q332 修好
Q333 騒動
Q334 ケン
Q335 太郎
Q336 日英
Q337 公望
Q338 会議
Q339 王政
Q340 使節
Q341 合体

Q342 太政
Q343 西郷隆盛
Q344 斉彬
Q345 戊辰
Q346 征韓
Q347 傑
Q348 倒幕
Q349 廃藩
Q350 小五郎
Q351 御誓文
Q352 自由
Q353 死すとも
Q354 後藤

Q355 英国
Q356 ヤレ
Q357 新平
Q358 佐賀
Q359 路
Q360 黒船
Q361 英国
Q362 尊王
Q363 五
Q364 鹿鳴
Q365 教育
Q366 本位
Q367 日本銀行

Q368 武揚
Q369 千島
Q370 満州
Q371 会津
Q372 メンス
Q373 関東
Q374 満
Q375 東郷
Q376 東洋
Q377 旅順
Q378 殉
Q379 熊本
Q380 総

Q381 海援
Q382 治外
Q383 ポーツ
Q384 外務
Q385 波高し
Q386 奮励努力
Q387 Z（ゼット）
Q388 古
Q389 坂の上
Q390 栄一
Q391 三菱
Q392 慶應
Q393 すすめ

Q394 秋水
Q395 大逆
Q396 フランス
Q397 文部
Q398 株式（証券）
Q399 ディーン
Q400 敬
Q401 クラシー
Q402 普通
Q403 維持
Q404 事変
Q405 エンペラー
Q406 五・一五

Q407 二・二六
Q408 総動員法
Q409 ポツダム
Q410 マッカーサー
Q411 GHQ
Q412 日本国憲法
Q413 財閥
Q414 バカヤロー
Q415 高度経済
Q416 正芳
Q417 パンダ
Q418 トイレットペーパー

Q419 バブル
Q420 旋風
Q421 民営化
Q422 維新の会

第5章

紫式部
Q423 源氏
Q424 光

清少納言
Q425 あけぼの
Q426 人

松尾芭蕉
Q427 つわものどもが

Q428 しずかさ

小林一茶
Q429 これがまあ
Q430 あそべや

与謝蕪村
Q431 ひねもす
Q432 なのはな

葛飾北斎
Q433 赤
Q434 ウェーブ

井原西鶴
Q435 好色
Q436 浮世

近松門左衛門
Q437 曽根崎
Q438 合戦

尾形光琳
Q439 あやめ
Q440 蒔絵

石川啄木
Q441 一握
Q442 かろきになきて

夏目漱石
Q443 吾輩は猫である
Q444 鉄砲

宮沢賢治
Q445 又三郎
Q446 トーブ

森鷗外
Q447 高瀬
Q448 舞

芥川龍之介
Q449 羅生
Q450 お釈迦

太宰治
Q451 人間
Q452 メロス

川端康成
Q453 伊豆
Q454 国境

竹久夢二
Q455 黒猫
Q456 宵待

与謝野晶子
Q457 みだれ
Q458 君

二葉亭四迷
Q459 浮雲
Q460 くたばって

樋口一葉
Q461 けくらべ
Q462 五千

島崎藤村
Q463 木曽路
Q464 初恋

黒田清輝
Q465 湖
Q466 父

滝廉太郎
Q467 荒城
Q468 花

壺井栄
Q469 二十四
Q470 木下

三島由紀夫
Q471 潮騒
Q472 楯

司馬遼太郎
Q473 城
Q474 如く

横溝正史
Q475 耕助
Q476 浩二

瀬戸内寂聴
Q477 晴美
Q478 般若

池波正太郎

Q479 犯科帳

Q480 仕掛

松本清張

Q481 砂

Q482 ゼロ

遠藤周作

Q483 狐狸庵

Q484 沈黙

手塚治虫

Q485 リボン

Q486 ジャック

水木しげる

Q487 悪魔

Q488 女房

北杜夫

Q489 マンボウ

Q490 茂吉

有吉佐和子

Q491 恍惚

Q492 華岡青洲

藤沢周平

Q493 たそがれ

Q494 蝉

山崎豊子

Q495 白い

Q496 華麗

五木寛之

Q497 門

Q498 親鸞

石原慎太郎

Q499 季節

Q500 弟

赤塚不二夫

Q501 ハジメ

Q502 トキワ

ちばてつや

Q503 力石

Q504 のたり

山下清

Q505 日本

Q506 芦屋

岡本太郎

Q507 太陽

Q508 芸術

つかこうへい

Q509 熱海

Q510 深作

第6章

卑弥呼

Q511 大和

Q512 倭人

聖徳太子

Q513 憲法

Q514 遣隋

中大兄皇子

Q515 蘇我

Q516 大化

空海

Q517 真言

Q518 筆

最澄

Q519 天台

Q520 延暦

平将門

Q521 独立
Q522 首塚
平清盛
Q523 平治
Q524 人
菅原道真
Q525 右
Q526 学問
源頼朝
Q527 地頭
Q528 いいくに
源義経
Q529 判官

Q530 チンギスハン
北条泰時
Q531 六波羅
Q532 式目
法然
Q533 浄土
Q534 南無阿弥
親鸞
Q535 浄土真
Q536 悪人
日蓮
Q537 南無妙法蓮
Q538 蒙古

道元
Q539 曹
Q540 座禅
後醍醐天皇
Q541 建武
Q542 南朝
足利尊氏
Q543 源
Q544 室町
足利義満
Q545 統一
Q546 金閣寺
足利義政

Q547 応仁
Q548 銀閣寺
千利休
Q549 堺
Q550 北野
毛利元就
Q551 三本の矢
Q552 輝元
武田信玄
Q553 川中島
Q554 風林火
上杉謙信
Q555 景虎

Q556 塩
北条氏康
Q557 早雲
Q558 小田原
織田信長
Q559 桶狭間
Q560 本能寺
武田勝頼
Q561 長篠
Q562 天目
今川義元
Q563 弓
Q564 上洛

明智光秀

Q565 山崎

Q566 ガラシャ

豊臣秀吉

Q567 検地

Q568 明

徳川家康

Q569 秀頼

Q570 東照宮

石田三成

Q571 奉行

Q572 泰平

伊達政宗

Q573 独眼

Q574 支倉

黒田官兵衛

Q575 竹中

Q576 長政

徳川家光

Q577 参勤

Q578 出島

徳川綱吉

Q579 生類

Q580 井原

宮本武蔵

Q581 遅い

Q582 五輪

徳川吉宗

Q583 享保

Q584 大岡

本居宣長

Q585 古事

Q586 源氏

杉田玄白

Q587 解体

Q588 事始

大塩平八郎

Q589 陽明

Q590 天保

田沼意次

Q591 株

Q592 賄賂

松平定信

Q593 寛政

Q594 田沼

徳川光圀

Q595 黄門

Q596 大

勝海舟

Q597 族院

Q598 海軍

間宮林蔵

Q599 千島

Q600 海峡

伊能忠敬

Q601 蝦夷

Q602 ボルト

土方歳三

Q603 池田

Q604 伏見

坂本龍馬

Q605 亀山

Q606 船中

ど忘れ現象を防ぐ会

思い出しづらくなっていく記憶や情報、知識をどうすればスムーズに思い出せるのか？　忘れっぽい脳の鈍化をどう防ぐのか?を、日々ゲーム感覚で楽しみながら研鑽している中高年の研究会。会員には、ライターや編集者、介護職員、会社役員、飲食店店主など、多士済々のメンバーが名を連ねている。代表者は、総合出版社の元編集総責任者の松田順三が務める。

思い出し脳活テスト

2018年12月13日　第1版第1刷発行

著者　ど忘れ現象を防ぐ会
発行者　玉越直人
発行所　WAVE出版
〒102-0074
東京都千代田区九段南3-9-12
TEL 03-3261-3713
FAX 03-3261-3823
振替 00100-7-366376
E-mail: info@wave-publishers.co.jp
http://www.wave-publishers.co.jp
印刷・製本　シナノパブリッシングプレス

NDC914　158p　ISBN978-4-86621-181-7

WAVE出版おすすめ本

太宰治の絶望語録
豊岡昭彦 編著
定価 本体 1,500円＋税
ISBN 978-4-86621-179-4

おとなの「ひとり休日」行動計画
首都圏日帰り版
カベルナリア吉田 著
定価 本体 1,500円＋税
ISBN 978-4-86621-175-6

社長、あなたの年金、大損してますよ！
今すぐ自分と会社を守る対策、教えます
奥野文夫 著
定価 本体 1,500円＋税
ISBN 978-4-86621-171-8

毎朝、迷わない！
ユニクロ＆ツープライススーツの上手な使い方
森井良行 著
定価 本体 1,500円＋税
ISBN 978-4-86621-168-82

食品から美容・家電まで
ドクター南雲のこれが本物だ!
医者が自分の身体で試した「食べていいもの」「使っていいもの」
南雲吉則 著
定価 本体 1,300円＋税
ISBN 978-4-86621-162-6

男の「定年後」を死ぬまで幸せに生きる方法
7つの選択と4つの行動習慣
蟹瀬誠一 著
定価 本体 1,500円＋税
ISBN 978-4-86621-152-7

幕末・明治　偉人たちの「定年後」
知られざる晩年から学ぶ人生の仕上げ方
河合敦 著
定価 本体 1,500円＋税
ISBN 978-4-86621-134-3

第3版 10分でわかる得する年金のもらい方
田中章二 著
定価 本体 1,100円＋税
ISBN 978-4-86621-128-2